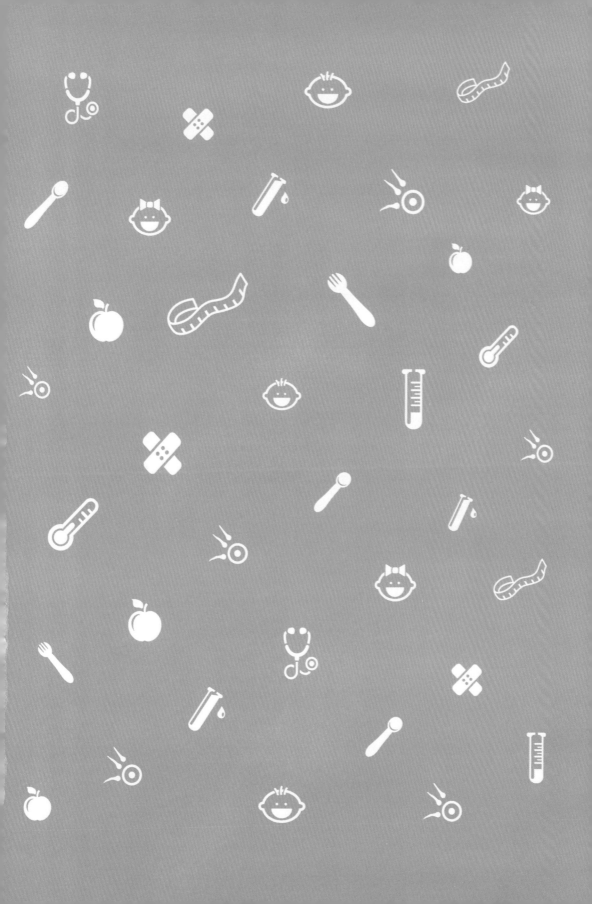

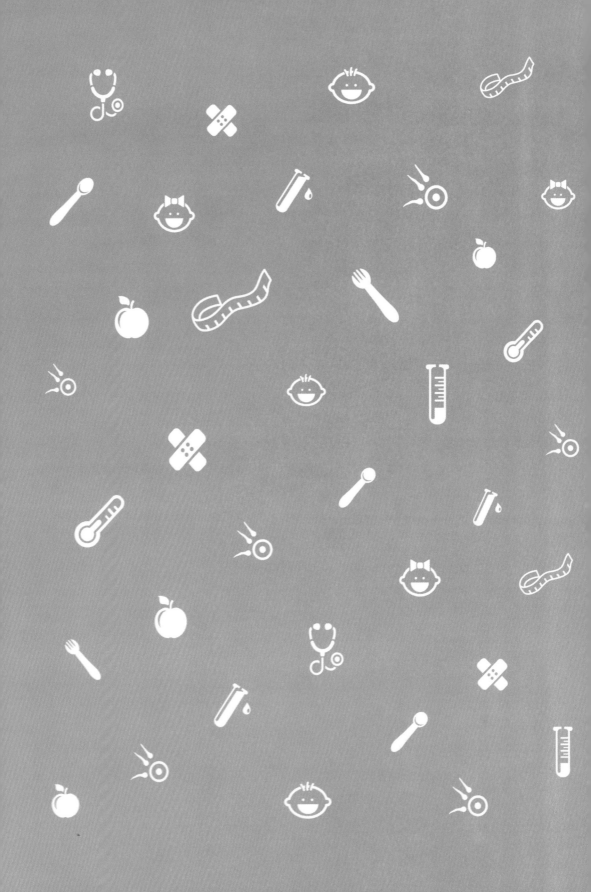

孕期速查手册

怀胎十月，你不可不知的那些事

Silvia Höfer

【德国】西尔维娅·霍夫 著　张千婷 译

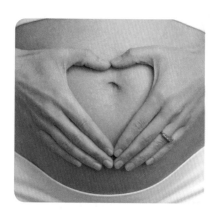

北京联合出版公司
Beijing United Publishing Co.,Ltd.

前 言

　　恭喜你荣升为准妈妈！你一定万分期待着小宝宝的降生。如果这是你们的第一个孩子，想象着自己即将为人父母，一定会有些许陌生感。那么在宝宝出生前花点时间阅读本书，是非常有益的。在接下来的几个月，你有充足的时间调整到父母的角色上，为孩子铺垫一个幸福的将来。

　　也许在这段时间里，你的生活会充斥大量的信息和建议，有时还会互相冲突、导致混乱。遇到这种情况，请顺其自然，倾听自己内心的声音——它会给你最好的建议。本书会带给你实用的信息和建议，满足你的所有需要，帮你做出慎重的决定。它包罗万象，你想知道的，它都能提供，保障你享受健康而安全的孕期生活。

　　因为对大多数女性而言，怀孕只意味着一点：它是一种自然而美妙的健康状态，女性的身体已经准备好了迎接这一切。所以请不要有不必要的担忧，在这几个月里尽情地宠爱自己吧。你可以多活动，享受健康的饮食，并且花足够的时间抚摸肚皮！还有一点需要特别说明：书中所有助产士和医生，不分男女，他们的说法具有同等重要的参考性。

西尔维娅·霍夫

目　录

目　录

目　录

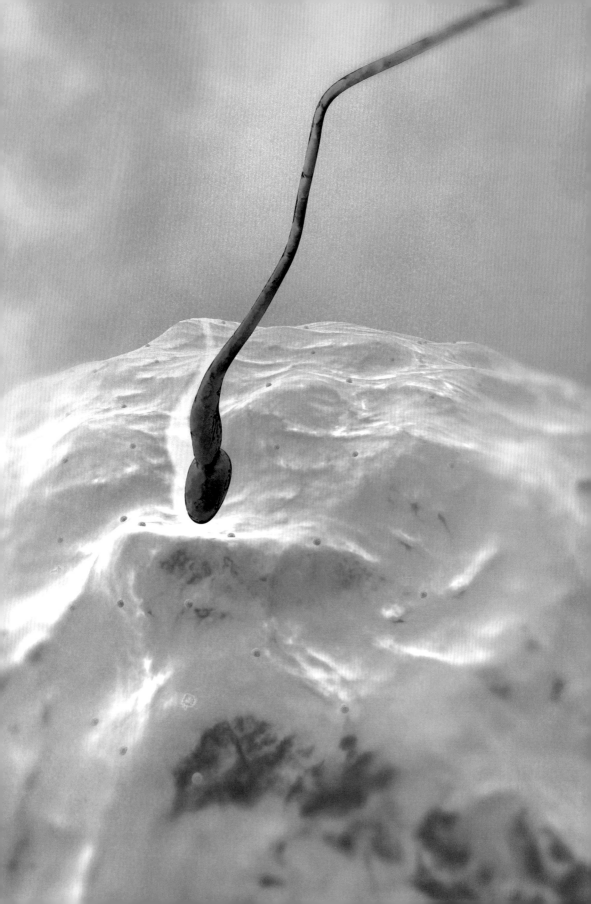

孕育之始

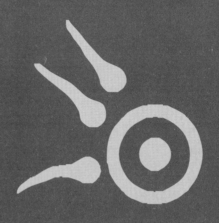

怀 孕

扫码分享电子版

小宝宝从受精卵到出生，这一发育过程平均需要 267 天（38 周）。但因为胚胎形成的那一天很难测算出来，所以推断预产期时我们通常从月经周期的最后一天开始算，加上胚胎发育所需为 280 天，于是就得出 40 周的孕期。这时间正好折算成九个月零一周。助产士和医生则根据女性平均的月经周期（28 天），把它分为十个月。这 40 周又被细分为三个阶段，每个阶段约 13 周。

第一阶段

怀孕的第一阶段（孕期的第 1 周开始至第 12 周结束，17 页起）是宝宝所有器官的形成期。从第 22 天起，也就是第 5 周，宝宝的心脏就开始跳动了。到了第 12 周，小宝宝大约有 6 厘米长，重 12 克。心跳为每分钟 120 ～ 160 次。这一阶段不只是孩子在生长，你的身体也在发生多种变化。其中包括频繁的晨吐（122 页起）以及胸闷（116 页起）。

第二阶段

第二阶段（孕期的第 13 周开始到第 27 周结束，33 页起）是许多女性感到最为轻松的时期。恶心和呕吐逐渐消失，孕期激素释放出意想不到的能量。到 13 周初期，宝宝的所有器官都形成了，他的个头必须变得更大，身体的全部机能都要发展起来。第一次怀孕的女性，在 20 周以后会第一次感觉到宝宝的存在。已经做过妈妈的，这一时刻则是在 16 周以后。于许多女性而言，这是该阶段最令人动容的时刻了。

第三阶段

第三阶段从孕期第 28 周持续到第 40 周（55 页起），一直到小宝宝降生为止。这是许多女性最难熬的时期：宫缩痛，是因为身体要准备分娩了。另一方面，宝宝的胎动剧烈，经常会影响到晚上的睡眠。这时宝宝很大了，已经压迫到整个子宫。

最初的信号

在胚胎着床不久，你的身体已经会发出一些怀孕的信号。即便这些还不能构成确定的指征，但很多女性已经能感觉到身体里有了小生命。这些信号包括：

- ◉ 月经没来
- ◉ 起床后体温升高
- ◉ 觉得异常疲劳
- ◉ 胸闷
- ◉ 早晨会感觉到恶心或想吐
- ◉ 头晕和头痛
- ◉ 突然对某些菜觉得反胃
- ◉ 频繁想小便

以上这些症状都预示着你怀孕了。最早可在停经的那天通过怀孕测试得到确认。小便测试可以测出怀孕期间升高的 HCG（人绒毛膜促性腺激素）指数。医生或助产士给你做的血液检查也可以清楚地做出判定。

确定怀孕

早在你的"好朋友"没有如期而至时，你就可以通过以下方式验证自己的怀疑：

◉ **血检：**

医院门诊或助产士可在正常月经时间开始前两天左右（受精卵着床后的 7 到 9 天）通过血检确认你是否怀孕。测试结果 24 小时后可知，准确可信。

◉ **尿检：**

在惯常月经周期的第 1 天，或者最好是月经结束两天后，可通过尿检确认是否怀孕。你可在药房或卫生用品商店购买验孕棒，然后在家自己测试。晨起第一次小便的 HCG 浓度最高。小便时将尿液滴在验孕棒上，几分钟后即可读取结果。首先，你要在白天做，另外很重要的一点是，之前要少喝水或者不喝水，否则尿液会被稀释。测试的准确度达到 95%。

◉ **超声波：**

停经后的 1 到 2 周可到医生处（见 84 页）做个超声波检查，只需检测子宫内的一点点羊水就够了。

确定预产期

宝宝什么时候出生？医生和助产士使用的是内格勒公式计算预产期：

◉ 比如末次月经的第 1 天是 2013 年 7 月 31 日，在此基础上加一年，为 2014 年 7 月 31 日，然后减去 3 个月，得出 2014 年 4 月 30 日，再加上 7 天，最终得出预产期为 2014 年 5 月 7 日。

◉ 月经提前的人，就从该结果中

预产期：我的宝宝什么时候出生？

末次月经的月份 →预计出生的月份	末次月经日期 比如末次月经是6月14日，那么来年3月21日就是你家宝宝的预产期																														
	1	2	3	4	5	6	7	8	9	10	11	12	13	14	15	16	17	18	19	20	21	22	23	24	25	26	27	28	29	30	31
1月 →10月/11月	8	9	10	11	12	13	14	15	16	17	18	19	20	21	22	23	24	25	26	27	28	29	30	31	1	2	3	4	5	6	7
2月 →11月/12月	8	9	10	11	12	13	14	15	16	17	18	19	20	21	22	23	24	25	26	27	28	29	30	1	2	3	4	5			
3月 →12月/1月	6	7	8	9	10	11	12	13	14	15	16	17	18	19	20	21	22	23	24	25	26	27	28	29	30	31	1	2	3	4	5
4月 →1月/2月	6	7	8	9	10	11	12	13	14	15	16	17	18	19	20	21	22	23	24	25	26	27	28	29	30	31	1	2	3	4	
5月 →2月/3月	5	6	7	8	9	10	11	12	13	14	15	16	17	18	19	20	21	22	23	24	25	26	27	28	1	2	3	4	5	6	7
6月 →3月/4月	5	6	7	8	9	10	11	12	13	14	15	16	17	18	19	20	21	22	23	24	25	26	27	28	29	30	1	2	3	4	5
7月 →4月/5月	7	8	9	10	11	12	13	14	15	16	17	18	19	20	21	22	23	24	25	26	27	28	29	30	1	2	3	4	5	6	7
8月 →5月/6月	8	9	10	11	12	13	14	15	16	17	18	19	20	21	22	23	24	25	26	27	28	29	30	31	1	2	3	4	5	6	7
9月 →6月/7月	8	9	10	11	12	13	14	15	16	17	18	19	20	21	22	23	24	25	26	27	28	29	30	1	2	3	4	5	6	7	
10月 →7月/8月	8	9	10	11	12	13	14	15	16	17	18	19	20	21	22	23	24	25	26	27	28	29	30	31	1	2	3	4	5	6	7
11月 →8月/9月	8	9	10	11	12	13	14	15	16	17	18	19	20	21	22	23	24	25	26	27	28	29	30	31	1	2	3	4	5	6	
12月 →9月/10月	7	8	9	10	11	12	13	14	15	16	17	18	19	20	21	22	23	24	25	26	27	28	29	30	1	2	3	4	5	6	7

减去提前的天数。

比如说你的月经周期是 24 天，那就从中减去 4 天。如果是月经推迟，则加上相应的天数（比如 31 天，就加 3 天）。如果你知道确切的受孕日期，以上计算公式就没有意义了。这种情况下你只需在最后一步直接减掉 7 天，而不是加上 7 天。

最后需指出，怀孕的时间平均会比预计的多 3 天，由此得出更新版的内格勒计算公式：末次月经的第一天 +10 天 − 3 个月 + / − X 天（X 等于与 28 天月经周期的偏差天数）+1 年。示例：末次月经 2013 年 7 月 31 日 +10 天 → 2013 年 8 月 10 日 − 3 个月 → 2013 年 5 月 10 日 +0 天（适用月经周期正好 28 天）+1 年→ 2014 年 5 月 10 日

出生时间

请不要完全锁定这个计算出来的日期，因为只有 3% ～ 4% 的婴儿是真正在预产期出生的。大多数都是在该日期前后两周内出生。这样对于你还有你的亲戚朋友而言显然要轻松很多，因为可以在一个时间范围内做好协调，等待宝宝降生。如果准奶奶或准姥姥或最好的闺蜜坚持要知道确切时间，就可以告知她们这段时期的最后一天（也就是预产期加 14 天），这样你的压力也会小点。你可以耐心并充满希望地静候宝宝降临。

第一次超声波

早孕时期的超声波检查是如今医学产检的常规流程。即使周期不规律或者末次月经时间不清楚，也可以通过测量羊水体积或胚胎大小得出准确的预产期。事实上，它的测量结果常常比公式计算出来的结果更准确。

第一次超声波检查是用一根带有超声波按钮的仪器深入阴道进行的。如果你等到怀孕 7 ～ 8 周再做这个检查，大多情况下监听器已经能听到宝宝的心跳。

一旦超声波检测测出的胎龄与计算出的不符，则需对预产期做相应调整。通过这种方式可以规避不必要的过早或过晚的人工引产。计算出的预产期或检测出的预产期有变更，都会记录下来，你的产假时间也可以由此决定。

怀孕前：如果你有宝贝计划

如果你准备孕育一个小生命，或者你现在已经怀孕，在日常生活中遵循以下建议，就能为宝宝创造最好的条件。

营养好加规律运动

均衡的营养（见102页）对宝宝的健康发育和你自身的健康尤为重要。同时，在清新的空气中进行规律的运动也能为你拥有健康的孕期打下决定性的基础。它有以下好处：

- ◉ 增强免疫系统
- ◉ 较易控制体重
- ◉ 生产更轻松

以上正面效应已通过大量科学研究得到验证。各种研究表明，孕前和孕中期坚持运动的女性，生产起来比那些很少运动的女性要容易。

别忘了吃叶酸

叶酸是一种人工合成的 B 族维生素，它与我们食物中天然存在的叶酸一样，对生长、细胞分裂和造血起重要作用。生菜、卷心菜、芦笋、花椰菜、甘蓝和全麦谷物都是富含叶酸的食物，是孕期的重要食物——尽管对这方面的需求不能仅仅从食物中获取。缺乏叶酸会导致早产、发育迟缓、神经管疾病和脊柱分裂。因此建议在计划怀孕的前一段时间就开始服用叶酸，并在最初怀孕的 12 周继续服用。每天建议剂量为 400 微克。

检测风疹抗体

风疹属于最典型的婴幼儿疾病之一，大多都是没有生命危险的。但是在怀孕的头 4 个月，它会严重影响宝宝的生长，并造成器官和身心损害。因此你有必要了解自己是否具备抵抗这种病原体的免疫力。如免疫力不足，可以进行接种：或在你计划怀孕前，或在你产后坐月子期间。

先天疾病会有影响吗？

大多数慢性疾病患者，都是有可能生下健康宝宝的。但如果你患有偏头痛、高血压、糖尿病、免疫系统疾病、心脏病、羊癫疯、甲状腺疾病、哮喘等生理疾病，最好还是孕前了解一下怀孕和哺乳期间的注意事项。

如果你定期服药，请跟主治医生说明你有怀孕的想法。你可以调整药物，以便将对宝宝的伤害降到最低。

有了孩子的生活会怎样？

请跟你的伴侣设想一下有了孩子后，共同生活会发生什么改变。花一定的时间为共同的将来做个规划。研究发现，你们两人的协作越好，男性成为爸爸后就越能融入家庭生活。以下几个根本性问题对于年轻的小家庭非常重要：

- ◉ 我们的未来会怎样？
- ◉ 我们可以将工作、事业、关系和宝宝相结合吗？
- ◉ 我们的钱够用吗？

- ◉ 我们如何对孩子进行家庭以外的照顾？
- ◉ 谁负责在什么时间照顾孩子？
- ◉ 谁提议在何时休假？
- ◉ 当我们需要帮助时，谁能提供支持？
- ◉ 我们对接下来共同生活中会发生的变化有着相似的设想吗？

戒烟很重要

即将为人父母，你能为你的孩子和自己所做出的最好、最快的行动就是停止吸烟。香烟所含的无数有害物质都会通过胎盘和脐带直接输送给宝宝，妨碍他的健康生长。发生在吸烟者身上的畸胎、早产甚至是死胎的概率非常高。如果准爸爸是烟民，也请尝试戒烟吧。拜托朋友和亲人不要当面吸烟。因为吸二手烟也是很危险的。

请彻底戒酒

人们常常会低估孕期喝酒的风险。事实是：如果要给孕期摄入的酒精含量设立一个不需要担心的界限值，那是不可能的。先不说酒精对胎儿发育的不良影响，孕期经常喝酒在很久以前就被证实会导致流产。因此我们迫切建议：怀孕期间要彻底戒酒，以清水或其他可口的饮品代替，比如茶或果汁。

为了宝贝，请远离毒品

任何形式的毒品（哪怕所谓的软性毒品大麻），即使是极少服用，对宝宝也是危险的。孕期吸毒的常见后果是胚胎发育迟缓、胚胎受损、畸胎和早产。所以，为了你的宝贝，请远离毒品！

如果你曾经吸过毒，在怀孕之初就要跟你信任的医生坦诚沟通。他会跟你共同寻找方法和手段，帮助你成功摆脱毒品。如果你附近有戒毒所，你也可以前往那里寻求帮助，以匿名的形式。

戒烟小贴士

◉ 你要为少抽的每一根烟感到骄傲。因为你为宝宝赢得了健康和生存的机会。

◉ 选择一个固定的日期戒烟。做一些特别的事情，让自己养成一个健康的习惯。

◉ 如果你的伴侣也吸烟，请试着跟他一起戒烟。如对方烟瘾太大，你可以反过来帮助他。

◉ 在放烟盒的地方放置果盘。想拿烟的时候就拿水果代替。

其他注意事项

如果你保持良好的饮食、规律的运动，在过去几个月戒除了上瘾的东西，如酒精和尼古丁，那意味着你为宝宝已经做好了充分的准备。但为了给宝宝创造最好条件，你还需要注意以下方面：

◉ 在所有医学检查之前明确告诉医生你怀孕了。

◉ 在那些有辐射、化学物质、压力大或高温的工作场所工作，你要立刻告知雇主你怀孕了，从高负荷的工作中抽身。

◉ 与疾病保险公司商讨保费。私营和国营的保险公司在保费上面并不统一。

◉ 了解相关的保护法。它会告诉你在生产前后如何避免工作场合的健康危险和利益损失。

所谓的"全或无法则"

有些女性会担忧怀孕最初几周，她们的宝宝是否受到了无意的伤害。比如，经常有人问上次月经后半程饮酒了会怎样。你这么早就要开始为宝宝的健康担忧，即使这一点让你忧郁，但作为准妈妈你愿意严肃思考你不健康的习惯并愿意戒除它们，这是送给宝宝的一份真正的大礼。

大多数担忧都是杞人忧天

在大多数情况下你的担忧都是多余的：众所周知，受孕后的最初三周，95%的受精卵要么健康存活，要么就正相反，停止发育了。这一阶段正应了所谓的"全或无法则"。

如果你在前几周开派对开得太嗨，伤害到了受精卵，那么它有很高的可能性会自动消亡。你会在下个月照常来月经，这也意味着你将获得新的受孕机会。因此许多女性压根不知道自己怀孕了，因为胎动要在第二个阶段才会出现。

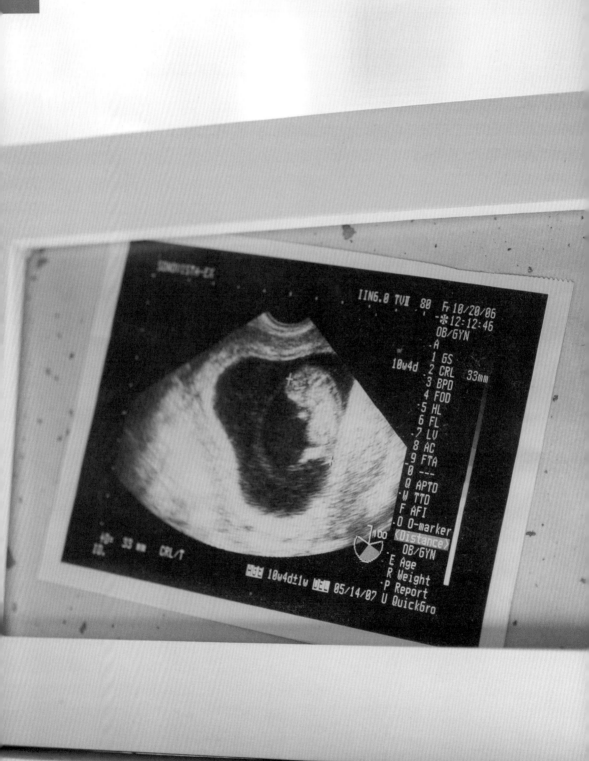

第一孕程：

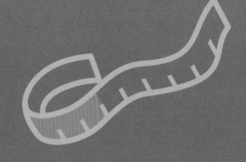

怀孕第1周至第12周

其他状况

你现在是满怀期待的准妈妈。这个状态对你意味着什么？对于未来充满变化的生活情境，你一定有许多问题。成为妈妈、圆满进入这个角色、完成人生任务，意味着什么？马上你就要为一个小小的、完全依赖于你的人负责，这是什么感觉？有些女性往往一想到要牺牲掉现成生活的一部分就很纠结。另一些人则是因母亲的角色失去对自我的掌控和对日常生活的影响而抓狂。这些想法会导致内在压力和分裂感的产生。承认这些沮丧甚至是负面的情绪吧！你越矛盾，就越有机会用积极的方法战胜它们。

情绪起伏

怀孕的第1周期，首先来说，是一个调试阶段。单纯从表面看来，这一阶段并不显眼：因为你的子宫和宝宝这时候只有李子或橙子般大小。但是你仍然能感受到宝宝的飞速发展，很清楚自己体内在发生怎样的奇迹：只需12周，宝宝就能长出所有生存必备的器官、肢体以及除身体以外的其他部位。

而激素的变化是促进这些发育的必要因素。激素也会导致你在早孕阶段产生虚弱感，尽管从外表上还看不出来。激素是身体的信使，不仅调节你的身体运作，还会对你的情绪产生影响。如果体内激素失衡，那么你的情绪会受到极大的干扰。

第一次激素变化发生在你受精的那刻，在受精卵着床后变化更剧烈。当胎盘发育不良时，它会跟卵巢一起分泌更多雌激素、HCG，以及黄体酮。通常在怀孕最初几周，胎盘和卵巢之间的契合度还不够。这时你会经历情绪的波动，类似于新生儿起伏不定的情绪状态。也许前一秒还很高兴，后一秒就情绪低落，幸福感和沮丧感轮番而至——几小时内就发生数轮情绪变化。如果这让你和你的伴侣感到困扰，可以安慰自己：这也是在为如何处理新生儿敏感的需求做准备啊。

从怀孕第 4 个月起，制造激素的重任就移交给了胎盘，激素的日趋稳定也帮助你的情绪变得平和。

所有感官变得敏锐

所有的感官和感觉都会提醒你是个孕妇。除了情绪波动，许多女性的嗅觉也会变得灵敏。甚至平常你喜欢的早餐或者茶歇时吃的奶酪蛋糕也会让你觉得恶心。也许你会突然间厌弃你之前喜欢的食物。当你走在路上时，街边的臭味会让你无法忍受。你会突然觉得卧室太小、不够漂亮。你的伴侣看起来对未来生活的变化有点漫不经心。此外，你的女性朋友中还没有做过妈妈的，她们什么忙都帮不上。稀松平常的事情对这时的你来说都不一样了，这是很正常的现象。请认真对待你的这种感觉变化和全新的直觉。

很多这些基本的想法都是在映射你是否适合拥有孩子。

性别能被引导吗？

在很早以前的历史书中就引人入胜地描写了人们尝试着引导孩子性别的举动。许多文化都是更重视男孩，为了实现生男孩的愿望会采取一些冒险的方法，比如捆绑一侧睾丸或是采用特别的性爱体式。为此还专门有针对受孕时间点、做爱频率和性爱体式的学说。阴道的pH值和夏季/冬季的外界温度也作为决定性别的因素被人们研究过。但以上种种皆是无稽之谈：性别并不能因此被引导。

一周复一周的怀孕过程

第1周

今天你来月经了，你的身体已经准备好进入一个可以受孕的周期。怀孕的周期就是从这个时间点起算，因为大多数女性都感觉不到自己的排卵。末次月经开始的时间可作为推断预产期的切实出发点（见10页）。从今天开始到宝宝出生，平均下来是280天的时间。

第2周

排卵发生在一次月经周期的中段，你会觉得分泌物增加，变得更黏、更清澈，浓度接近未煮熟的鸡蛋清。卵细胞在周期开始后的第12～16天进入输卵管。个别女性会时常感到下腹部的某一侧疼痛。最佳受孕时间是排卵前的3到5天以及排卵后的12～24小时，因为精子的存活时间可达3天。

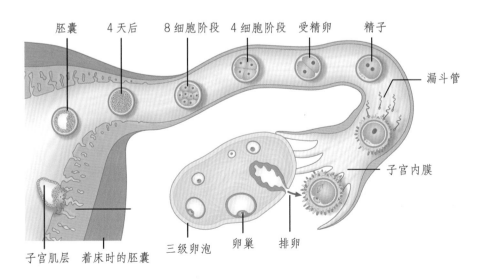

成熟的卵细胞进入输卵管中。受精后在通往子宫的路上分裂并以子宫为巢成为胚囊。

第3周

好神奇：你的卵细胞和精子结合了，你有望成为妈妈了——通常在你不知道的情况下。

第1周的宝贝

月经周期刚开始时，你的宝贝还不存在。你现在可以为他做的，就是保持健康的生活习惯（见12页）。每天摄入400微克的叶酸是很有必要的。

第2周的宝贝

如果你这周末很有爱爱的性致，怀孕的概率是很高的。不要有压力，要以放松的心态为受孕创造良好条件。性爱体式也很有讲究，要让阴茎尽可能深地插入阴道。之后在床上再躺一会儿，把腿垫高——这段放松的时间能帮助精子去完成它的使命。

第3周的宝贝

卵细胞在受精后迅速关闭外膜，

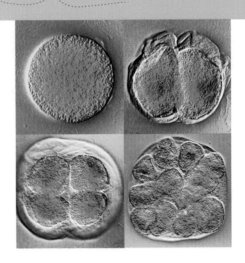

卵细胞受精后直接关闭外膜，一天后再开始分裂。

隔绝了其他精子进入的机会。受精时，女性卵细胞和男性精子细胞上的遗传信息会重新组合——这就相当于绘制你们宝贝的设计图。一旦成功，受精卵就开始分裂，形成一个有8个细胞的球体，即我们所说的胚囊。细胞球继续快速分裂，进入它未来的营养源——子宫。

宝贝性别是男是女，这时候已经决定了。每个卵细胞和精子细胞都有一个性别染色体。女性卵细胞永远只包含X染色体，也就是说，宝贝的性别取决于男性的精子细胞输送的是X型还是Y型染色体。如果是XX结合，你生的会是女孩，如果是X和Y结合，则会生男孩。

第 4 周

受精后，怀孕激素开始分泌，导致你正常的月经周期中断。HCG、雌激素和黄体酮都属于这类激素。子宫黏膜会形成一层软垫，使细胞球的外部细胞，即所谓的胚囊能够着床。个别女性在受精卵着床后会有一点出血，颜色为淡红或棕色，但很快就会消失（即着床性出血）。HCG 就是怀孕测试所测量的激素，只要达到足够浓度，测试就会显示阳性。大量例子表明，这一结果在本周末就可以测出。如结果仍呈阴性，请过两三天后再做尝试。可能尿液中的 HCG 水平还不够高，很多情况下是因为未使用晨尿（见 9 页）。

第 5 周

此时大多数人已经意识到自己怀孕了。体内已经有了一些切身的变化：韧带变软，嗅觉变灵敏，恶心和呕吐，或者眩晕和胃胀，这些都可能是最初几周出现的症状。对于特定食物会产生全新的好恶感，或者把金属饰物放进嘴里会分泌大量唾液，这些都是有可能的。

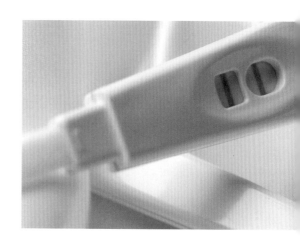

停经后的第一天，验孕棒就可以显示结果，重点是要用晨尿。

在最初几周，突然的情绪波动（见 18 页）和极度的疲倦感（见 120 页）都是正常的。如果这些症状让你感到很累，跟伴侣选择一个喜欢的地方，尽量选择气候良好的区域去度个假，不失为一种很好的舒缓方式。

极少数时候，女性采取了激素避孕法仍然怀孕。大多数情况下，这对宝宝不会产生伤害。请停止所有的避孕药，或者找妇科医生商量一下是否要移除体内的避孕环。

第 4 周的宝贝

小细胞球一黏附到子宫壁上，胎盘就开始分泌怀孕 HCG。HCG 会增加另外两种孕期很重要的激素雌激素和黄体酮的分泌。它们帮助胎盘生长，滋养并保护胚胎。在此过程中，羊水开始汇集在细胞球的外壳下。现在它是一个小洞，以后会成为胎膜囊。现阶段，你的宝宝是经由一个与子宫壁附近静脉相连通的小循环系统供给氧气和营养物质。到下周结束时，这项工作就可以由胎盘独自进行了。

第5周的宝贝

宝贝现在极其微小，从头到臀才1.25毫米。它现在通过脐带与发育中的胎盘相连接。本周，宝贝的大脑、脊柱以及胃肠系统开始发育。接着是眼睛和耳朵。肌肉和软骨也在形成。心脏壁开始生长，它现在分为几个心室，不久就可以产生规律的心跳。一些内脏如肝和肾也开始形成。连接大脑与脊髓的神经管在这周闭合。四肢开始长出来，宝贝的小手小脚将由此形成。肠子形成，盲肠也占据了一席之地。

在宝贝将来的嘴巴成型的开口下方，现在有些细小的褶皱，宝贝的脖子和下颌就是在这里形成的。这时宝贝已经有了最初的脸部特征。鼻孔出现了，眼睛的视网膜开始形成。血细胞和血管开始形成。

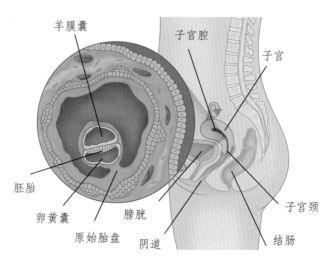

受精卵第4周时在子宫着床。

第6周

尽管这时的宝宝还很小，你已经可以从身体外面摸到子宫。你和宝宝第一次的真实联系开始了。请告诉医生和助产士你的情况。

本周的主要特点是，你的胸部变大、变敏感。原因是乳房激素的刺激。乳晕颜色变深，皮肤下的血管能更清楚地看到。请佩戴合适的、支撑性好的胸罩，用无添加的精油，比如杏仁油来护理乳房皮肤。护理时请略过乳头，不然今后哺乳时它们会过软。

那些恶心和呕吐症状严重的女性通常体重会减轻。只要体重降低的数值还在正常范围内，就无需多虑。

第7周

虽然从外表上还看不出来，但最初的一些不适提醒着你身体内部发生的巨大变化。85%的孕妇经历的典型不适包括每天早晨的恶心、呕吐和极度疲倦。心跳频率每分钟增加5～10次，新陈代谢减少25%。

! 家务中的保护

为了保护宝宝的敏感器官，现在的你应远离所有的化学制剂，尤其家用化学品：

◎许多女性因为嗅觉敏感会对有香味的擦拭和清洁用品产生不适。许多制剂都包含不健康的成分，这并非危言耸听。

◎永远不要把含氯的清洁剂与醋或洁厕剂混合。这样会产生化学反应，释放有毒的氯气。

◎购买清洁剂时你需要考虑到，那些真正发挥作用的元素都是表面活性剂，其他物质如香精、色素和增稠剂等大多都是多余的。

◎擦拭时的一个原则就是戴手套。这样可避免化学物质接触到宝宝。

◎务必请服务公司的人上门清洁家里的炉灶，在每次大扫除过程及之后都要给房间通风5～10分钟。

第6周的宝贝

这时的宝贝有 2 ~ 4 毫米了，他的小心脏虽然还只是一个小凸起物，但已经开始跳动。尽管你听不到，它每分钟大约可以跳 150 下——是你自己心跳的两倍。肝脏等重要器官继续发育。如果你可以看到肚子里的情况，会发现这时的宝宝头很大，与身体不成比例。胚胎的脸部特征，如眼睛所在的位置、鼻孔的开口、耳朵所在的小蜗，都变得更大、更清晰。

四肢处的小肉块，这时也更明显了。胚胎的手和脚看起来像船桨。脑垂体和肌肉块开始生长。大概在本周过半时，胚胎会完成它的第一次活动。神经管闭合，与大脑和脊柱一起，使宝宝在这一时期看起来像个 C 形。

第7周的宝贝

这时的宝贝有葡萄般大小，已经初具小人的样子了。虽然头还是很大，但随着视网膜的色素沉淀以及两个鼻孔的形成，现在已经能够清楚地辨识出小脸。手和脚变长，不安地来回摆动。小手指和脚掌形成，但这一阶段还带着一层蹼膜。神经和肌肉形成。在骨髓形成并发挥作用前，是由肝脏生产血细胞的。从现在起，宝贝的生长会变得非常快。现在形成的器官会变得更复杂，发育得更精良。牙齿和上颚开始形成。因为还没有皮下脂肪组织的保护，宝贝的皮肤这时薄得像纸一样，下面的血管清晰可见。大脑分成左右半球。肝、肺、肾、肠子以及内部性器官已基本形成。

什么时候要看医生？

什么时候要开怀孕医学证明，完全取决于你自己的感觉。个别女性很早就跟妇科医生或助产士约定了一个日期，还有些女性会再等一些时日，直到怀孕的感觉更确切才会去。

第8周

本周的子宫像小橘子一般大小，因为膀胱受到压迫，你会频繁上厕所。你要习惯这种上完一次厕所后紧接着再上的状态，因为它会一直伴随你到产后两周。使子宫固定在正确位置的子宫韧带膨胀可能会导致下腹部的轻微疼痛。在本周，你还是会经常感到疲劳和筋疲力尽，但是时间不会持续很长。多睡觉、多休息和放松能帮助你熬过这段时间。许多女性在孕早期都会有失去宝宝的担忧。尽管在12周以内流产的危险最高，但该概率只有10%～11%，过了该阶段，会降低到1%。

第9周

进入本周，一些女性的疲倦和恶心感觉会减轻，但不是所有人都如此：帮助和应对措施详见120页和122页。虽然肚子还不见明显增大，许多女性已开始找一些宽松、少约束的衣服穿上。如果你佩戴胸罩，这时可能就需要更换尺码。从怀孕开始到现在，你的子宫大小已增加了一倍。

⚠ 准备第一次产检

准备去做第一次产检时，要回忆一下你得过什么疾病或者儿童时期得过什么疾病。营养丰富的早餐也是其中一项准备内容。它可以增强血液检查时的循环。包里放一瓶饮料，也可帮你打发漫长的等候时间。

第10周

本周的特点是强烈的情绪波动，真实的感受会发泄到周围的环境中。原因是你要操心幸福的怀孕过程，同时还要考虑有了宝宝以后的生活会怎样。

也许你会在接下来的产前检查中得到提示和方法（见90页）来应对这种状况。你需了解这些过程中的意义、方法和效力。如果你心存怀疑，请单独寻求咨询（见92页）。你也可以勇敢地拒绝提议，如果这让你更舒服的话。

第8周的宝贝

这时的宝贝如一颗豆子般大小，顶臀长 14 ~ 20 毫米。头和身子的比例仍然不协调。胚胎原先带着一条小尾巴，显示着人类进化的残余，这时候小尾巴已经消失不见，所有的器官、肌肉和神经都开始了运作。小手在手腕处弯曲着，小脚上的脚蹼渐渐消失。对他的听力很重要的内耳以及平衡感都在进一步发展。鼻尖慢慢地显现出来。薄薄的皮肤下可以看到细小的红色血管。手臂和双腿长大了，并且变得更稳固。关节在形成。现在从超声波仪的监控器上已经可以清楚看到宝贝的活动。这种感觉你再过 10 ~ 12 周也能自己体验到：首先是像轻柔的颤动，随着周数增加变成踢，有时还很有力。脐带中的所有血管都已形成，可以很好地给宝贝提供营养，并运走所有的新陈代谢物质。

第9周的宝贝

本周末胚胎从头到臀（即顶臀长）的长度约 1.8 厘米，重约 2 克。宝贝的身体舒展了一些，脖子长出来了，看起来更像个"人"了。内耳在本周末长成，宝贝可以接收到他人生中的第一个声音。眼睑覆盖了眼睛，这时跟皮肤还是连在一起的。在 26 周或 27 周之前，它们不会打开。眼部和大脑之间的第一根连接神经产生。

脚趾和手指现在能明显区分了。手臂变长，弯曲在肘部。横膈膜形成，还有生殖器也开始形成。但想要就此判断出是男孩还是女孩，仍为时尚早。宝贝的性别要 15 周以后才能通过超声波确认。

第10周的宝贝

这时的宝贝顶臀长 2 ~ 3 厘米，体重不到 4 克。尽管如此，他已经在生长发育方面迈出了第一大步：他从胚胎变成了胎儿。所有重要的身体器官、血管、四肢、指甲和牙齿都成形了。宝贝从现在起只需要继续变大，强壮到他能在你的体外生存下去。接下来几周乃至几个月，器官还会继续发展，并且调用它们的功能。宝贝会飞速地成长。做一些美好的事情，饮食方面吃得健康，舍弃所有的兴奋剂或刺激物，你的宝贝会长得很好。

第 11 周

在怀孕的第一阶段，孕妇体重平均会增加 1 ~ 3 千克。如果你还是经常会吐，或者持续性地感到恶心，也可能你的体重反而会下降。请记得要规律地喝水。因为你本周血量会上升，可能容易感到口渴。你的心脏要为全身供给更多血液，因为血液循环加快，你会觉得手和脚比以往要暖和。在此期间参加一些运动，能给很多人带来愉悦感。比如瑜伽、太极、肚皮舞、水下体操和陆地体操等。

第 12 周

现在你已进入第一阶段的尾声。流产的风险降低到 1% 以下，你无需再为此担心，也可以坦然地告知身边所有人这个好消息。有必要的话，你可以从医生或助产士那里拿到一张怀孕证明，交给你的雇主。大多数女性这时候的恶心感都明显减轻。但有一部分女性，这种状况到 14 ~ 16 周时才会改善。经由外面的耻骨，你可以摸到你的子宫。如果是怀第二个（或

以上）宝宝，那这时的肚子已经有点圆了。初次怀孕者还需要一段时间，肚子才会呈现圆形。通常在本周要进行第二次产检。如果你除了产检还需要做产前诊断（见 96 页），现在也是合适的时间安排以下检查了：

◎ 测量颈部褶皱
◎ 头三个月检测
◎ 绒膜绒毛取样

检查前请思考一下可能会面临的结果以及这对你来说意味着什么（见 98 页）。

第 11 周的宝贝

这时的宝贝顶臀长为 4 ~ 5 厘米。他拥有所有重要的身体结构，从牙根到指甲。头的大小占总长的一半。脖子长长了一点，可以控制头向两边或者前后摆动。耳朵移到了我们所熟悉的位置。舌头上长出了第一组味觉神经，宝贝已经在学习小口小口地吞咽羊水。他在胚囊中踢来踢去，手舞足蹈。这些动作是流动的，看起来好像在演

绎水中芭蕾。所有的手指和脚趾根根分明，并互相区分。在接下来的6个月里，他的主要任务是变大，直到他离开母体能安全健康地存活。

第12周的宝贝

宝贝的顶臀长5～6厘米，重约14克。他会打呵欠、吸手指、微笑和皱眉了。小脸上的五官都处于正确的位置上。眼睛原来是长在头两边的，现在靠得更紧了。神经细胞以极快的速度增加了4倍。大脑形成了第一批神经元。长出了20个牙根。骨头变硬，开始长出一些稀疏的头发。手指甲和脚趾甲清晰可见。宝贝每天在羊水里翻滚，通过超声波可以观察到。他的消化系统现在可以把糖分吸收到血液里。小心脏每分钟跳动120～160次，是成人的2倍。

肝脏开始分泌胆汁，肾脏甚至开始产生尿液。宝贝有了第一波的身体反应。首先是抓握反射。如果碰触他的手掌或脚掌，他的手会立马握紧，脚掌也会蜷起来。

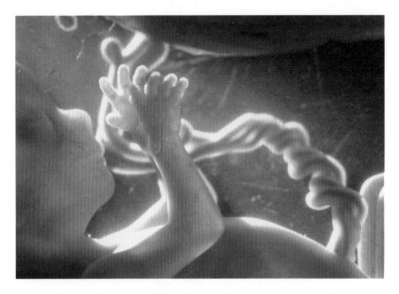

第12周的宝贝在子宫里游泳，他的活动空间还很大。

休息时间

如果在怀孕最初几周感到疲倦或筋疲力尽，请不要觉得奇怪。激素的调节需要耗费你的精力，你的极度疲倦就是一种自然的刹车，要求你更多地爱惜自己。无论何时，想睡就睡吧，想一想什么事物或者什么人能让你感到放松！如果你在日常生活中能够建立一份规律的休息时间表，那么你在整个孕期和产后就能更加无忧无虑，更加放松，这已然成为一条铁的定律。

在这段放松时期你必须了解对你个人来说什么是正确的、有益的。你不需要把生活完全颠覆。在浴缸里泡个澡，让伴侣或女友给你做个背部、腹部或足底的按摩，这些都可以。你要乐于享受这段时间，给工作压力按下暂停键。即便是坐在沙发上抚摸着肚子，与你的宝贝窃窃私语，也是一段美妙的小憩时光。

如果家里已经有了小孩，那么你会更常觉得疲倦和筋疲力尽。这也没什么好惊讶的，因为其他小朋友也会占用你许多精力。请试着稍微放手一些事情，从家人和朋友那里获取更多支持。比如说周末大采购可以交给兄弟姐妹，或者一周有那么一两个下午把小朋友送到爷爷奶奶那里去，这样你就不必急急忙忙地赶到幼儿园接孩子。

疲倦期在 12 ～ 14 周消失，到了

日常工作中的健康

- 注意保持充分的休息时间，如果做不到，你的身体也会要求你这么做。如果你需要久坐，请使用高度可调节的座椅，上面带着扶手，这样背部会舒服些。

- 站着时需要准备一把凳子或椅子在旁边。

- 如果需要长时间在电脑屏幕前工作，请保护好你的双腿，每两小时就躺下休息15分钟。

- 在工作场所放一些水、果汁或坚果、水果干和混合麦片之类的健康零食。

第 8 个月末尾之前，你又会浑身充满能量和活力。

减压的放松运动

这套练习很适合在候诊室进行，并且有助于缓解分娩时的阵痛，只需你想象痛苦正在消退。

◉ 把手机和电话音量调低，给自己腾出15分钟时间。

◉ 找一个安静、舒适的场所。背部垫好软垫，肩部垫好枕头。安静地呼吸，深深地吸入鼻腔，从嘴巴呼出，闭上双眼。

◉ 请注意呼气时的声音，保持嘴巴轻微张开。

◉ 想象你呼出的气体是有颜色的。想象它是一种深的、强烈的色彩。花几个呼吸的时间观察这一彩色的气流。

◉ 现在想象深色的气流代表你身体蓄积的压力。

◉ 每个缓慢、安静的呼吸都会帮你释放压力。你越放松，颜色就变得越白。享受这种放松的状态和变软的感觉，停留几个呼吸的时间。

◉ 当颜色完全消失，请做一次深吸气，长达宝宝所在的腹部，然后呼出。悠长而安静地抚摸你的宝宝。然后张开双眼，伸个懒腰，用这种平和的感觉继续度过今天的时光。

规律的瑜伽休息术和冥想，让你的压力不再出现。

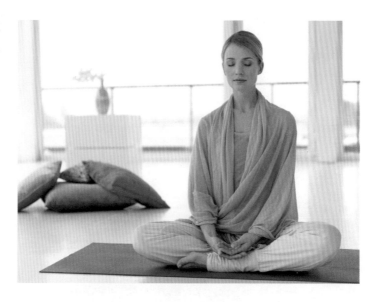

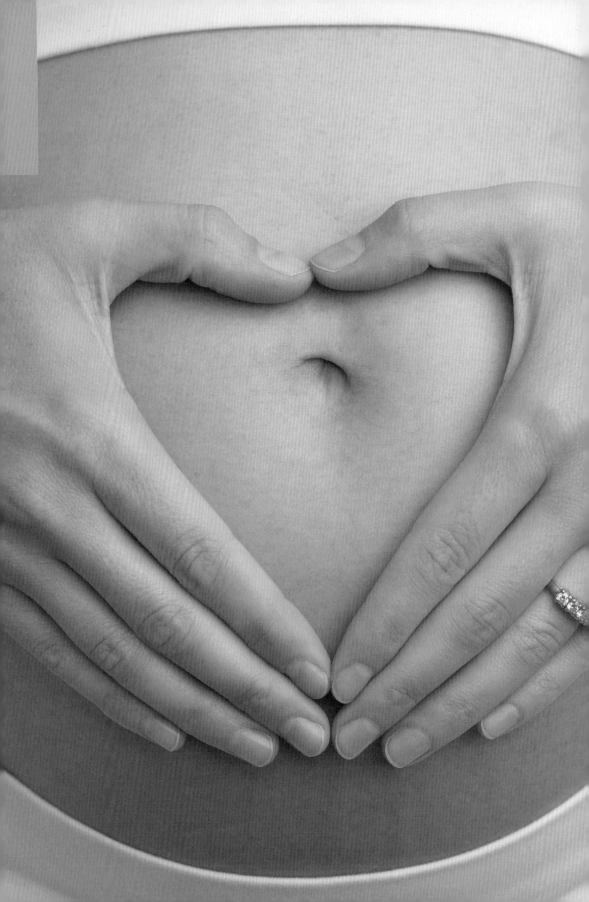

第二孕程：

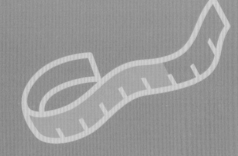

怀孕第13周至第27周

一周复一周的怀孕过程

第 13 周

随着本周的到来，你已进入怀孕的第二阶段。部分女性已经显怀，小肚子再也藏不住了。因为子宫已经长到一颗西柚大小。膀胱所受的持续压力和强烈的疲劳感在很多女性身上已经消失。乳房已经开始分泌初乳，为哺育新生儿做着准备。

第 14 周

许多女性在即将到来的这周已经脱离痛苦，开始全身心享受怀孕状态了。这一时期更适合开展适度的运动。游泳、健走、普拉提等都是合适的运动项目。研究表明，进行有规律中强度训练的女性，产程比那些完全不做训练的女性要缩短两三个小时。有蛀

牙的，必须在孕期紧急处理，以免细菌通过食物进入到宝宝体内。你的伴侣也同样如此。此外，未经处理的牙龈发炎也可能增加流产的风险。

第 15 周

如果你怀的是第二个 (或以上) 宝宝，可能你这时已经能感觉到胎动了。如果是怀第一胎，那还要再过 4 ~ 6 周才能经历这独特的感受。子宫会短暂地来到肚脐以下。如有阳光照射，请涂抹更高倍数的防晒产品，以免皮肤被紫外线晒伤。虽然皮肤会加快变成棕色并且色素沉积，反映在脸上就是孕妇典型的深色斑点，但幸运的是这些在分娩后会消失。而蜘蛛网斑则相反，通常是从本周开始出现，且永远不会完全褪色。

第13周的宝贝

宝贝的顶臀长约7厘米，重约30克。如果你的宝贝现阶段指数未达到这一平均值，你也不必担心，因为专家已经指出，每个宝贝在子宫内的发育状况是不一样的。身体比例开始进行修正，头部的生长速度不再跟身体其他部位一样。外部性器官发育，宝贝的小手已能握拳。他的手指尖已经有了区别于这个世界其他人的、独一无二的指纹。如果你轻轻地推下肚子，小宝宝感受到了，会自动激发他的觅奶反射，这是宝宝建立哺乳关系所需的：如果你触碰他的嘴角，他的头就会转过来去寻找乳头。

第14周的宝贝

本周宝贝顶臀长约8厘米，重约40克。他的皮肤上有一层软软的绒毛，即所谓的胎毛，在出生后会消失。眉毛和头发长出。但发色在出生后还会变化。宝贝现在能抓握、皱眉、眨眼和做鬼脸。他甚至能找到自己的拇指并放到嘴里吮吸。膀胱也开始规律地运作。他吸入羊水，在肾脏中过滤，并作为尿液排出。

第15周的宝贝

现在宝贝顶臀长约10厘米，重约70克。从本周起宝贝能感知到震动，因为他内耳里的小骨头已经构建完毕。你说话的时候他也能感受到。研究发现，当他感觉到你说话的震动时，他的胎心音会发生变化并表现活跃。宝贝现在开始跟自己的脐带玩了。他的小腿比手臂长些，手指甲形成，所有的关节和四肢都能活动。外部性器官已经发育得较充分，可以通过超声波判断男女了。

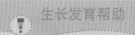

生长发育帮助

为了使宝贝具有稳定的骨骼，此阶段需要摄入大量的钙。途径就是大量喝奶并食用奶制品。

第 16 周

这时许多女性的肚子已经大得穿不下以往的衣服了：该去寻觅一下合适的孕妇装了。可能你逛街的时候正逢你第三次产检的日子，因为这周要做的检查比较多。你可以给自己改头换面一番，换个新鲜、健康的造型，做个风度翩翩的发型。受激素调节的影响而产生的一些效果，比如血液流动增加，面色红润的感觉真是好极了！子宫和胎盘继续增大，能分泌250毫升的羊水，作为宝宝柔软的靠垫。许多女性会莫名其妙地想吃甜食，于是像搬仓鼠似的买回来一堆巧克力。能替代巧克力和泡泡糖的健康食物是坚果和果汁。

每个人的肚子都不一样

有些女性的肚子从前面看过去是拱起来的圆形，还有一些是往两边生长，超过骨盆的宽度。有一部分女性再过段时间就需要用腹部托带托着，还有一些却是过了40周从背后看仍看不出肚子：所以说每个人的肚子都不一样！

第 17 周

随着子宫的增大，你的身体重心会改变，用于把子宫固定在它位置上的韧带承受着巨大张力。这种感觉像是从肚脐两侧到腹股沟一直到骶骨方向轻微拉扯的那种痛。如果你觉得有点失去平衡，就走慢一点，穿上平底鞋，直到适应这种新的身体感觉。如果你想跟伴侣出去旅游，这时是个很合适的时期（见 52 页）。

第 18 周

子宫现在已经长出骨盆以外，大小跟柠檬差不多，并朝着肚脐方向生长。这一状态很舒服，夜里再也不用频繁上厕所了，因为宝贝不再压迫你的膀胱。子宫更强大的供血使你性欲增加。事实上如果没有鼻塞（见 121 页）或肠痉挛（见 123 页）的困扰，你完全可以一夜好眠。背痛（见 120 页）也可能会经常发生。这时从肚脐到耻骨会长出一根深色的线条，这是孕期一种典型的皮肤现象，分娩后就会完全消失。

第 16 周的宝贝

宝贝顶臀长约 12 厘米，重约 100 克。大脑和肌肉的神经连接更密集，配合也更顺畅。宝贝会在肚子里翻跟头、玩脐带。即便有时候用的力气大了，他也不会长时间抓着，让自己受伤。脐带血管周围有一层凝胶类的物质，可防止伤害发生。他现在可以连续活动 5 分钟。皮肤现在是透明的，因为皮下脂肪组织还没有形成。宝贝在出生后才需要这个来维持皮肤温度，避免皮肤受伤。

在接下来的 3 周，宝贝成长会非常迅速，体重会翻倍，身量也会增加很多。他的血液循环和尿路系统现在已经能完全发挥作用，宝贝通过肺部吸入和吐出羊水。

第 17 周的宝贝

宝贝顶臀长约 13 厘米，重约 140 克。现在脂肪组织开始形成。外界的声音能听得更清楚。当宝贝受到惊吓，他会在肚子里翻动。他的骨骼大多都由橡胶状的软骨构成，之后会慢慢变硬。一种叫髓鞘质的物质开始慢慢包裹他的脊柱。宝贝现在已经开始有规律地练习呼吸了。吸气时横膈膜向下移动，胸腔用来吸气。小嘴张开时，则在练习呼吸时顺便吞一口羊水。

第 18 周的宝贝

宝贝顶臀长约 14 厘米，重约 170 克。本周，他第一次在大小和重量上超过了胎盘。他很活跃,忙着练习肌肉,并围绕着脐带不知疲倦地翻跟斗。

他的肺形成了肺泡，用于今后供氧。宝贝有了第一次排便，即胎粪，其实是由死亡的细胞组成。在他生出来时才会脱离体外。如果你怀的是女孩，那她的阴道、子宫和卵巢已经长在固定的位置上了。她的卵巢里已经生成了卵泡，现在包含着将近 600 万个不成熟的卵细胞。在她出生时数量会减少为 100 万个左右。如果你怀的是男孩，那他的性器官也很明显了，用超声波可以轻松辨认出来。

第 19 周

子宫已经快到达肚脐的高度了，你的肚皮围度明显增加。受体重增加以及松弛素的影响，许多女性这时饱受背部疼痛的困扰（见 120 页）。水中体操可以缓解这一症状。

第 20 周

现在，子宫暂时来到肚脐的高度。子宫最高点的下方，被称为子宫底，从现在起的每次检查都要摸这块区域。大多数准妈妈都已经能感受到宝贝的动作，如踢腿、翻跟头等。有时他翻来覆去得太厉害，导致你睡不好觉。在接下来的几周，宝贝将相当活跃。

第 21 周

现在你已度过了孕期的一半。宝贝的活跃程度让你感觉他马上就要出来了，小生命在你的身体里更加具体化。现阶段的典型苦恼是不断的出汗且分泌物增多（见 115 页）。你最好使用透气的卫生护垫、卫生巾或卫生棉。

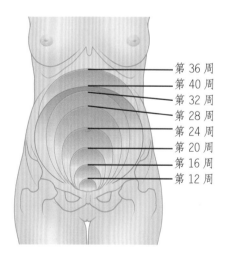

第 36 周
第 40 周
第 32 周
第 28 周
第 24 周
第 20 周
第 16 周
第 12 周

耻骨到子宫上缘的距离就是子宫增长的空间。

耻骨－子宫底的间距

子宫底在36周前不断地往上长。每次产检都会测量子宫底到耻骨的间距并给出具体的数据（单位：厘米）。现阶段的尺寸并不是很重要。但如果下次检查时发现子宫没有任何变化，那就很有问题了，必须进行进一步的检查（见86页）。

第 19 周的宝贝

宝贝顶臀长约 15 厘米，重 240 克。本周他的任务是继续增加体重和累积脂肪。他的皮腺开始分泌皮脂，也叫做胎脂，是一种不吸水的白色脂肪层，能够保护宝宝的皮肤。神经细胞将所有感官相连接。味觉、嗅觉、听觉、视觉和触觉现在都在大脑的特定区域形成了。

第 20 周的宝贝

如果本周医生突然告诉你宝贝长 25 厘米了，请不要惊讶：他并不是在一周时间内就长了 10 厘米。从现在起，测量的是宝贝从头顶到脚底的长度，而不是之前的顶臀长。所以结果当然大了好多。宝贝的体重也更大了，大约 300 克的样子。他现在要吞下去更多羊水。其中一部分被他排出体外，另外的进入他的肠道继续后道工序。如果你本周要做第二次超声波，医生会检查宝贝的器官发育情况（见 84 页）。

第 21 周的宝贝

宝贝现在重约 360 克，长约 26 厘米。这一数据只是推算，就像体重一样，是通过很多个体的超声波检查平均得出的。本周宝贝的肾脏开始工作，开始分泌尿液。这是迄今为止胎盘的工作。宝贝的眉毛和眼睑完全形成，小小的手指头上已经全部长出了指甲。但他现在还不能用指甲挠痒痒，因为皮肤还被皮脂覆盖着，而他的指甲也很软。宝贝能感知到温度、压力、疼痛和灯光(尽管他的眼睑还是闭着的)。但他的第一个感知是声音。请为宝宝创造一个舒适的声音背景，比如唱唱歌、放放古典音乐之类。

21 周，宝贝的指甲、眉毛和睫毛都已经清晰可见。

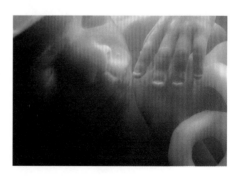

第 22 周

如果持续背痛，可求助于专业的按摩。请不要吝于享受片刻的舒适和规律的放松（见 44 页）！强度大些的体操运动也可以减缓痛苦。身体呈四角板凳式，腰部往上弓起呈猫式，或往下塌呈吊床式，这两个动作交替进行。乳房在为将来的巨大工程做准备，乳头周围的小乳腺增厚，可以隔绝湿气。这有助于增强乳头在哺乳时的弹性，保护乳头。这时很容易流鼻血或牙龈出血，因为黏膜出血严重。这一阶段你会增重 5.5～7 千克。

第 23 周

如果你计划本周去度假，而且是去阳光充足的地方，请切记戴上墨镜作为防护。许多女性对光敏感，会觉得眼睛干涩。有人会通过滴眼药水缓解症状。如果你平时有上孕妇课，会自然而然地跟其他孕妇进行比较，你会发现每个人的肚子看起来都不一样（见 36 页）。因小宝宝需要更多空间，

你的肚脐眼会向外凸出。分娩后不久它会再回到最初的状态。这时期的其他困扰还包括胃灼热、全身水肿（见 120 页）等。

现在是时候跟伴侣到处去看看，一起选择适合的生产地点了。你可以借助诊所或产科医院的广告进行了解。

第 24 周

本周又要做产检了。许多女性的肚子、胸部或臀部长出红色或棕色的妊娠纹。但是不论涂抹乳霜还是护理油都不能使它们消失。产后，这些色素沉积形成的纹路颜色会变淡，比它下面皮肤的颜色还要浅。

羊水量本周增加到半升左右。平均下来，到 36 周时，羊水最多的有 1.2 升。到了预产期，它又会降至 0.8 至 1 升。

孕妇在本周的典型特点是注意力不集中、健忘。请不要担心：最晚等到宝宝一岁时，这种现象会消失。那时的你忙于塑身，忙于生活，以至于不重要的事情都被过滤掉了。

第 22 周的宝贝

本周宝贝重约 400 克，长约 27 厘米。你可以借助听诊器听到宝宝的心跳。他的心跳频率是成年人的两倍，每分钟为 120 ～ 150 次。助产士会告诉你倾听宝宝的正确位置。你的伴侣也可以把耳朵贴在你肚皮上，直接聆听宝贝的声音。请跟宝贝保持规律的对话，或者跟他哼唱你童年时代的歌谣。熟悉的声音和语调在宝贝出生后也能安抚他。

第 23 周的宝贝

宝贝重约 470 克，长约 28 厘米。他现在看起来像个小小的新生儿了。他的皮肤很薄，器官和骨骼清晰可见。他的听力越来越好，因为内耳又有了进一步发展。除了你身体发出的大声音，如心跳或肠胃发出的咕噜声，他也能听到外界的声音了。

但这些不会困扰他很久，因为他在你的肚子里感觉到安全和包容。宝贝现在有了抓握反射。如果触碰他的手，他会握起拳头。他已经在练习吮吸大拇指。

第 24 周的宝贝

宝贝重约 550 克，长约 30 厘米：宝贝渐渐地占据了整个子宫，能给他翻滚的空间变得很狭窄。本周宝贝的生存能力更强了：这是一座新的里程碑！如果宝贝这时候出生，只要经过紧急护理，存活率可达到 85%，为此他必须长时间待在专门的早产儿保温箱里。这类宝宝在未来的生活中，很多都是发育没有问题的。幸运的是，在本周出生的早产儿比例非常少。

这一阶段，宝贝的身体开始制造白血球，这对他构建强大的免疫力是很重要的。角质细胞为宝贝的皮肤形成了保护层。

i 早产儿

在德国，24 周以后出生的宝宝都被视为可存活的。即便美国的标准是宝贝出生时达到 283 克，24 厘米，但在德国仍然是以 24 周为标准的。

43

第 25 周

子宫最上部位于肚脐和肋弓之间，把所有器官都挤到更高的位置。其导致的后果就是胃灼热（见 122 页）和气喘。现在站的时间久了也会感到痛苦。尽量不要脊柱前凸，要预防产生姿势问题。请给自己多一些安静的时间，这样就能更快恢复。在工作岗位也要争取一些必要的休息时间（见 30 页）。

你可能会感觉到手指、手腕和手掌疼痛、麻木。这是因为手腕处的根管可能卷曲了，身体的其他组织也一样。经由这些管道的神经被挤压，就会突然间感到疼痛（见 119 页）。使用绷带或服用维生素 B6 有助于缓解这种症状。

第 26 周

本周你的皮肤上可能会长东西、小腿抽筋和头痛。因为宝贝成长得很快，大脑迅速发育，所以种类多样、营养丰富的健康饮食很重要（见 102 页）。富含粗纤维的食品如全麦面包、五谷杂粮、扁豆和粗粮等都是很有帮助的。许多女性现在开始着手建婴儿房了。请寻求朋友和家人的帮助，尽可能避免接触对身体有负担的物质（见 24 页）。

第 27 周

你已度过孕期的三分之二。许多女性这时会觉得有点气短，因为子宫已经几乎抵到肋弓，对横膈膜施加了压力。在怀孕的后期阶段，小腿抽筋、痔疮和静脉曲张是孕妇的典型症状。如果你觉得不舒服，就进行一些放松和适度的运动，以便身体感觉能尽快恢复良好。如果你觉得双腿不稳，或走路蹒跚，那是因为肚子变大导致身体重心移位了，也可以借助放松和运动来缓解。

在肚子里打嗝

如果你感到肚皮在有节奏地运动，是因为你的宝贝在打嗝。那是横膈膜突然短暂收缩，通常都是一个接一个，很快的，宝贝把四肢伸长就会结束打嗝。

第 25 周的宝贝

宝贝现在重约 650 克，长约 34 厘米。

你可以感觉到他某些剧烈的运动，你要知道，这是他为了自己的出生在积极地训练呢。本周起宝贝变得更圆润了，因为他开始囤积脂肪，这是为出生后最初那几天进行的重要积累，以便新陈代谢能调整到哺乳期的模式。当你的伴侣把手放在你肚子上时，也一定能感觉到宝宝在动。如果你用手电筒照你的肚子，小宝宝会把头转过去。他现在能听、能看、能抓、能吮吸，还能品尝到味道。对，宝贝已经能区分出味道了，并且已经对甜味有明显的偏好。他已渐渐形成自己的睡眠和生长节奏，只不过在接下来的几个月（甚至几年），它可能并不是你所希望的那样。

第 26 周的宝贝

宝贝重约 750 克，长约 37 厘米。

宝贝现在的运动协调性比以前好了。通常他会把手伸到嘴巴的方向，握成小拳头。现在子宫里的空间只能让宝贝折叠起来，甚至能找到并握住他的脚趾头。脊柱和骨骼在变强壮，以便到时能支撑全身的重量。如果你试着用手跟宝贝沟通，他能感受到并用动作做出回应。同样的，当你给他播放轻快的音乐时，他也会如此。之所以会有这种奇妙的反应，是因为他耳部的神经网以及皮肤上的感官细胞都已经形成了。

第 27 周的宝贝

宝贝重约 900 克，长约 37 厘米。

本周，宝贝的眼睛睁开了，会对明亮的光线有反应，并且眨眼。他的睫毛长出，出生后可以保护他的双眼。因为宝贝长得太快，所以子宫渐渐变得狭窄，羊水也减少了。宝贝在你肚子里打发时间的方式是翻跟头、吸手指、喝羊水、睡觉及醒来。本周他开始做梦——至少，评估宝贝胎内睡眠模式的专家已经指出这点。至于宝贝梦的是什么，当然没人知道，但他的大脑在睡眠中非常活跃。大脑表面的典型沟槽现在可以看到了，明显有更多的脑部物质形成。

轻松舒适

在面临巨大变化的这几周，给自己一些时间，让自己能更好地适应。身体和心灵都需要很多的专注和关照。在你周围一定有一些专门为协调孕期妇女需求而提供的服务。

合适的宠爱方式

放松是孕期的最高需求。因为压力会伤害你和宝宝。如果你也想对自己好点，并能体会到以下改变，那么它就是适合你的方式：

◎ 你的身体感官变好，即使肚子大了，也能感觉灵活。

◎ 你应对一些小挑战的自信增强了。

◎ 你有足够的时间可以专心运动或按摩。

◎ 运动、呼吸和专注这三个方面变得和谐。

怀孕期间的桑拿

桑拿和蒸气浴爱好者在孕期也可以放心享受。只要注意以下几点：

◎ 在最初 12 周内不要去桑拿，以免干扰敏感的小宝宝在这一阶段的发育。

◎ 如果你有静脉曲张，则通常不建议你停留在有热气和阳光的地方。

◎ 桑拿或蒸气浴时，请注意每十分钟休息两到三次，并最好在下面一层蒸，因为没那么热。

◎ 稍微延长点降温时间，四处走动一下，以免腿部的血液堵塞。

众所周知，冷热交替能促进血液循环，并让肌肉组织中的积水能更快地消散，这能预防水肿。在芬兰，有报道说，90% 的孕妇在分娩前的一段时间都会去蒸桑拿。研究发现，孕期规律的桑拿能帮助分娩更轻松、更快速。

亲子关系

针对早期发育的研究证实，个体和社会生活在出生前就开始了。国际产前和临产心理及医学研究协会得出以下结论：

◎ 每个孩子在出生前就有权作为单个的人被关注、被尊重。

◎ 每个孩子有权获得安全的产前关系和连接。

◎ 每个孩子有权从一开始就对医学干预造成的精神影响作出反射和回应。

◎ 每个孩子有权通过帮助获得这个世界友好而友善的对待，给他提供一份出生后的安全连接。

◎ 每个孩子有权在出生前后获得足够的营养。每个孩子都应享受母乳（不管用什么方式）。

出生前、出生时和出生后的时间是一段特殊时期，交织着各种发育和学习过程，并互相影响。

宝贝的第一个环境是子宫。他跟你的关系以你的营养供给、保护和你对他的感觉为特征。通过激素和其他信息载体，信息经由你的精神状态传达给宝贝。他成为你生活的一部分。

通过激发他活动的接触脉冲，他或许能理解这些。之所以有这种可能性，是因为运动和感觉是密不可分地连接在一起的。通过声音和振动，也能传递这种出生前的连接。宝贝感受着你的心跳频率和体内的声音。

建立沟通

你要不断地给自己时间，建立与宝贝的连接。把手放在腹部，静静地倾听他，有可能宝贝会在肚子里动来动去地回应你哦。

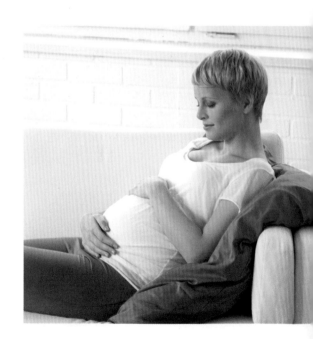

请多给自己时间，有意识地跟宝贝进行沟通。

计划及筑巢的时间

在这一阶段，经常做的事情就是修建婴儿房。作为迎接第一个孩子的准爸妈，这样做的必要性其实并没有那么大，更多的是在生活中留下一种"创建空间"的印象。宝贝在一两岁的时候需要你全部的关注和爱，而不是单独的房间。除了衣服、尿布、护理配件和背婴带之外，你所需要的，极其取决于你的生活状态。如果你有车，那就要买个婴儿安全座椅。如果你有空间，或者有背痛的倾向，则尿布台是很有必要的。如果宝宝大一点，还需要添置一张婴儿床。

修缮

如果你想给宝贝准备一间房，那么修缮是你孕期很重要的一个主题。他应该是个漂亮的、安全的，对所有人都健康的房间。全世界的修缮专家都建议修缮工作在宝宝出生前的那段时间或者更多的是建议在出生以后的那段时间进行，所以孕早期或者宝贝过两岁以后是合适的时间。请

保持良好通风

修缮后的所有房间必须进行良好通风。在一天中，这样通风比较有效：每十分钟开一次窗户进行换气。孕妇自己不要参与修缮工作，也最好不要在刚装修好的房间睡觉。

尽量使用环保的、有害物质较少的材料，降低过敏风险。这些包括颜料、胶水、油漆，也包括新家具和家用织物。所以请尽量使用水基质的产品或带有蓝色环保标识的产品。最好不要一个人做这项工作，而是交给朋友或家里人。

出生前的采购

你肯定在兴高采烈地为宝贝采购出生后要用到的第一批东西。但是购物时还请保持一些理性，为之后的旅行留出足够的预算。在宝贝出生后的最初几个月，所需要的东西没有你想得那么多。

服装

最初几周，宝贝需要的衣服不是特别多。大量的衣物消耗发生在宝贝开始添加辅食后。因此买小码的衣服时不要买太多。宝贝长得非常快。

◎ 6件从旁边系扣的棉衣（56到62码）

◎ 6件上衣：婴儿长袖衫或轻便的棉毛套衫

◎ 6件婴儿连脚裤（56到62码）

◎ 2双袜子

◎ 符合年龄特征的1件上装、1个帽子和1副手套

新买的宝宝装在穿着前必须至少洗两次，不用柔顺剂，确保化学染料、浸洗剂、其他制剂中的有害物质不会过多残留在身体上。穿过的宝宝装只需要洗一次。

护理

即便是日常护理，你也只需要少量的物品。在最初几周不要使用湿巾——尽管它很实用。因为湿巾里面几乎都有香精，会刺激新生儿的敏感皮肤。

◎ 6 ~ 8片棉布，用于清理宝宝的呕吐物，或垫在脑袋下

◎ 符合新生儿尺码的尿布

◎ 洗手盆

◎ 5 ~ 6条毛巾 / 浴巾

◎ 婴儿护理油

◎ 护臀膏

重点

如果你要让宝宝坐在车上，就需要一个合适的婴儿座椅。新型的座椅能保护侧面冲撞，肩部有能量吸收器，或者有专业的安全带张紧装置，这是老式的婴儿座椅不具备的。不要购买二手的婴儿座椅：测试证明，用过的婴儿座椅有很多安全隐患。

在路上

所有宝宝都喜欢被抱着。所以抱婴带能解放你的双手。享受一个舒服的带宝宝时间，你需要：

- 婴儿车和 / 或母婴包

- 婴儿车抱毯或脚套

- 如果需要买一个带遮光板的婴儿座椅，请尽量不要买二手的

- 婴儿被

- 尿布包

婴儿浴

几乎所有宝宝，从出生开始就喜欢洗澡。但还是请等到宝贝的肚脐愈合之后再进行。之后就可以给他有规律地洗澡了，每周一到两次。比起在婴儿澡盆，大多数宝贝都喜欢跟爸爸在大澡盆洗澡。至于你，还是暂时放弃这一想法吧，要等你的恶露完全干净才行。

为让宝宝洗澡成为享受，除了25 摄氏度左右的舒适室温，你还需要以下配件：

- 2 条大毛巾

- 1 个水温计

- 1 个体温计

- 可能一个婴儿澡盆，一个桶 / 洗脸盆或一个 10 升的水桶

布置

在最初的几年，宝贝主要是待在你所在的空间。所以，一个专门给他睡觉和玩耍的房间并不是很重要。

有一些物件能从宝宝加入这个家庭的开始就减轻你的负担。如同你给宝贝采购的其他所有物品一样，它们的材质要好：

- 室内用童车、摇篮或婴儿床（床和车所用的油漆必须符合国家标准）

- 3～4 条床单

- 符合月龄的睡袋

- 尿布储藏间，比如尿布柜

- 可洗尿布

！ 理想的婴儿房

如果想给宝贝布置一个房间，要重点检查它是否合适。合适的房间是这样的：

- 明亮、安静，通风好

- 旁边没有主干道

- 用木材、地毯或软木做成的健康地板

- 装配有插座保险

◎ 带盖的尿布桶

◎ 音乐闹钟

◎ 给宝宝冬天用的尿布台加热器

尿布柜

为了防止背痛，一个可以收纳衣物的尿布柜很有必要。根据父母的身高，柜子的高度应该在 85～92 厘米，深度 65 厘米，宽度至少 75 厘米，左边、右边和后面加高。它们起屏障的作用，防止宝宝摔下去。

尿布柜不能是 PVC 材质，而应该使用聚丙烯 (PP) 或聚乙烯 (PE) 材质。如果空间足够，还应该留有一块空间，可以移动柜子，并有地方放洗手盆和换衣服。

足够大的摆放空间也能产生很多乐趣，可以跟宝贝在上面玩耍。比较舒服的设计是换尿布的平面往前伸出点，这样膝盖和脚就不会老撞在柜子上。如果没办法设计成这样，那就应该留出足够的脚部活动空间。抽屉上面增加一个开放的抽屉，直接位于尿布柜上方，也能使换尿布的过程轻松很多。

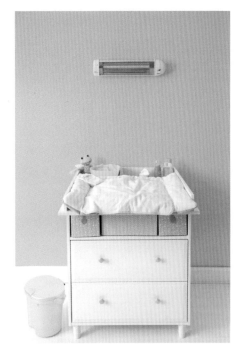

买尿布柜时需注意，适合的高度和足够的移动空间很重要。跟宝贝待在这里一起玩，是件很愉快的事情。

哺乳

为哺乳所做的准备一直在默默进行着。你不必为此操心什么。从你怀孕的第一天起，你胸部的乳腺组织就已经在为分泌母乳做准备了。在分娩前有时会有初乳溢出：这是在静静地提示你，你已经为你的宝贝储存有足够的营养了。

以下装备会给你带来便捷：

◎ 1 件好的无钢圈哺乳胸罩（最好在预产期前两三周买好）

◎ 可能需要一个哺乳枕

◎ 透气性好的乳垫

◎ 6 条棉巾，用于擦拭吐奶

◎ 如有需要，请买个吸奶器和两三个奶瓶

给宝宝喂奶的最初阶段

对于喂奶粉的宝宝，你需要：

◎ 6 个玻璃或塑料奶瓶，带 1 号奶嘴

◎ Pre 阶段奶粉（请咨询医生）

◎ 1 套奶瓶刷和奶嘴刷

◎ 1 口蒸锅，用于煮橡胶奶嘴（硅胶奶嘴不需要）

◎ 1 个保温瓶

◎ 6 条棉巾，用于擦拭吐奶

睡觉的地方

宝贝在出生后第一年，要么是睡父母房间，要么是跟他年长一点的兄弟姐妹一起睡。在第 4～6 个月时，你可能会需要一个摇篮或一辆室内用童

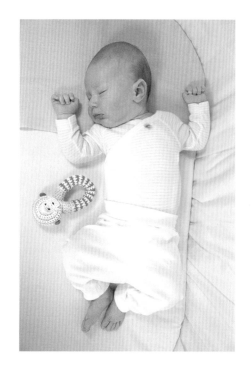

请让宝贝在最初几个月时采用仰卧式睡姿。这一姿势是防止婴儿夭折的最佳姿势。

车。但这样有点浪费钱，因为你会觉得，大多数宝宝到了半岁都太大了，不再适合这两样装备。最晚到三四个月时，宝贝就要换到栅栏床上去睡，躺的面积要达到 140×70 厘米。栅栏的间隔为 4.5～6.5 厘米，以免宝贝滑出来或被夹住。

床板距栅栏上边缘至少要有 30 厘米。有可能的话，在宝贝开始从栅栏伸出头之前，就把这一距离增加到 60 厘米。

你的宝贝需要一张质量好、透气佳的垫子，能够固定在小床范围内，边缘牢固不易磨损。硬度要适中，宝贝陷下去不能超过 2 厘米。请给垫子配一个可拆卸、可 60 度水温洗涤的垫套。

在买床时营业员百般推销一种据说可以保护头部的定型枕，建议你不要购买。因为跟它靠得太近，会导致宝贝过热并影响呼吸。

！ 在家庭大床睡觉

许多家庭在共同生活刚开始时会希望彼此亲密和接近。出于这一原因，宝贝的最自然的睡觉场所就是你家里的大床，爸爸、妈妈和孩子一起入睡。如果你自己也喜欢跟宝贝在大床睡，请注意以下几点：

◎ 宝贝需要一个自己的睡袋，但不能太暖和。如果让他跟你盖一床被子，会有过热的危险。

◎ 卧室的温度最好保持在16～18摄氏度。如果超过此温度，你必须给宝贝相应减少衣物。

◎ 你们的大床必须宽敞。

◎ 应睡在一个相对坚固、平整的面上，不能让宝贝陷下去。

◎ 宝贝应采用仰卧姿势。

◎ 可能的话，你应该紧挨着宝贝。

◎ 水床和沙发都不适合作为睡觉场所。

如有以下情况，你不适合跟宝贝睡同一张床：

◎ 吸烟者，或者怀孕期间吸过烟的人

◎ 喝过酒

◎ 吸毒或吃药（安眠药或镇静剂）已经影响到人体反应了

◎ 因生病而不能照应宝宝

旅　行

理想的旅行时间在第二孕程的第12～24周。头3个月的不适大多已消失，肚子也还不算巨大。在预订行程的时候请务必签一份旅行取消险，以防行程计划有任何改变。同样，一份海外旅行险也是很有用的，它与保险公司的海外疾病险相比，也包含取药服务，并且还可以在欧洲以外的国家签署。但你坐飞机旅行或者采用其他方式旅行时，务必要携带你的产检本！

适宜的旅行地

周边游的旅行对于你来说意味着不用忍受气候变化、饮食调整和长途奔波。在出发前仔细检查一下，并在此之前打听清楚旅行目的地的医生或医院。无论你要去哪，行李箱里放一个事先跟医生或助产士商定好的小医药箱，会给你一种安心的感觉。在计划假期时，务必考虑到一点，海拔2000米以上的空气会更稀薄，会让你喘气喘得厉害。请慎重！

许多女性都喜欢去海边。请别忘了使用高倍数防晒霜，并佩戴一副好的太阳眼镜！如果在水下，建议不要潜到深度超过3米的地方，或者可能的话借助进气管。如果旅行目的地是在赤道地带，则只适合去没有黄热病、登革热和疟疾的国家。旅行医生会建议你注射一些相关的疫苗，但不要忘了告知他你是个孕妇！

旅行地的卫生很重要

到达旅行目的地后，最重要的是注意自己的饮食。只有充分煮熟的食物才可以食用。至于沙拉，你最好放弃。只喝瓶装饮料，不要吃冰激凌，因为它们大多都不够健康。即使是刷牙用的水也最好使用瓶装水。如果平原地区的人要待在海拔2500米以上的地方，不经过调整和适应，不建议前往。停止一切有可能发生坠落危险的体育运动。

乘火车旅行

如果你的旅行目的地不远，可以放心乘坐火车。通常这是没有压力的，你可以在旅途之间活动活动，发生危险的可能性很低。此外，你还可以为自己预订一个位子，托运行李，减轻负担。托运公司会把你的箱子直接运往你预订的住所。

乘汽车旅行

驾车是孕妇不必担心的旅行方式。请隔一两个小时休息一下，活动一下身体，喝点东西。这样你到目的地时就会比较轻松。但最重要的是，你要正确系好安全带。三点式安全带必须从胸部和肚子以下绕过，不能太松。这样你的宝宝和你体内的器官能得到很好的保护。在发生事故时，即便是轻微事故，也要找医院做超声波检查（尽量找有妇产科的医院），因为会有胎盘剥落的危险。

乘飞机旅行

基本上，孕期坐飞机是可以的。请你的医生或助产士在产检本上证明你可以毫无顾虑地坐飞机。大部分航空公司都要求有这个证明并且只接受孕周小于36周的孕妇。

轻松航行

为了让自己挺着圆圆的大肚子也感到舒服，你需要做很多工作。请注意以下方面：

◎ 飞行期间要保证充分的活动。订一个靠近走道的位置，经常站起来，走动走动。飞机上适合做哪些动作，几乎每本航空杂志都会有介绍。

◎ 长途飞行时请准备一双静脉曲张袜：它可以预防腿部的血液循环障碍，降低静脉曲张或血栓的风险。

◎ 从免税店买一大瓶水带进机舱。舱内空气湿度太低，需要补充一下蒸发的水分。

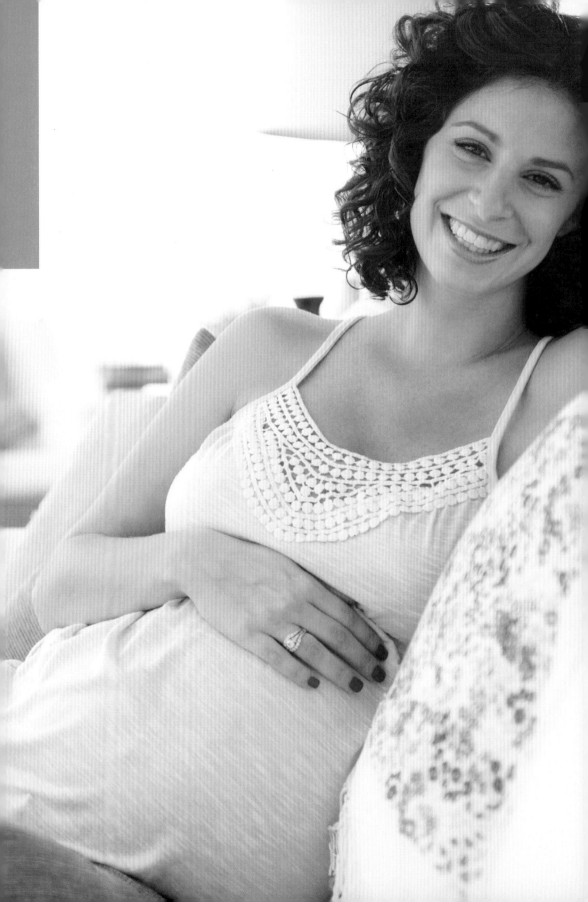

第三孕程：

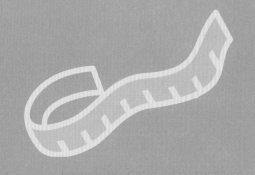

怀孕第28周至第40周

一周复一周的怀孕过程

第 28 周

你的肚子现在已经没人可以忽略了——子宫现在比肚脐高三指左右。在助产士的引导下，你可以触摸到宝宝，与他产生交流。

你可以开始采购宝贝刚出生阶段所需要的物品（见 46 页）。与宝贝出生以后的月嫂交流一下也是其中的一项准备内容。她会给你列一张清单，上面会有你需要的东西。

你接下来的产检要做最后一次超声波检查。宝贝和你都需要品种丰富的饮食，包含大量的蛋白质、维生素 C、叶酸、铁和钙（见 102 页）。

第 29 周

孕期的最后几周，子宫结构会发生变化：下部变长，子宫壁变薄，而上部子宫壁会加厚。子宫大到压迫你的横膈膜。后果是你会觉得呼吸不畅。好消息是你本周或下周就可以准备生产了。如果你的宝宝性子急，想早点出来，那么现在已经到了可以出来的时候。如果你的家族得静脉曲张的概率较高，则很有必要买一双矫形外科适用的弹力袜。

第 30 周

如果你仍打算买童车或童床，本周就要计划起来了。它们的交货期通常是 8 到 10 周。本周，背痛再次出现，并发生第一次宫缩（见 68 页）。通过呼吸和放松运动（见 66 页）可以缓解。如果宫缩挤压你肚子下方，发作有规律，并感到疼痛，则必须立刻到医院去做检查。

第 28 周的宝贝

宝贝重约 1000 克，长约 37 厘米。他可以睁开眼睛，头部随着光源转动。现在他已经形成了自己的第一套睡眠和清醒生物钟，并延续到出生以后。尽管子宫内的空间已经填得很满，但他还是在动。如果宝贝本周是臀位，请不要惊讶，虽然他前几周可能还是头位。下次检查时情况可能又完全不一样了：在 35 周前，宝贝的位置会一直发生变化。

第 29 周的宝贝

宝贝重约 1200 克，长约 39 厘米。

为宝贝唱歌

宝贝现在已经认得并喜欢你的声音了。他出生后，你可以用温柔的声音安抚他，陪他入睡。如果现在有规律地唱歌给他听，他出生以后，歌声的效果就越好。回想一下你记忆中的童谣，选一首喜欢的，让宝贝熟悉起来。

男孩们的睾丸从肾脏穿过腹股沟往下变成了阴囊。女孩们的阴蒂略往外凸出，因为这时阴唇太小，不足以盖住它。大脑持续发育，对体温和呼吸的控制更好了。本阶段的宝贝非常热衷于自己的脐带，把它推来推去地玩。

第 30 周的宝贝

宝贝重约 1500 克，长约 40 厘米。如果是早产儿，现在每经过一天，他的生存概率就增大一点。他能区别光线的明亮和暗淡，能感知到他的生活环境。许多宝贝会趋向于活动到子宫内比较明亮的地方，甚至有时候会去寻找光源。他的视线能清楚看到 20 ～ 30 厘米以外。这正好是你第一次抱宝宝时双眼能看到的合适距离。然而，身体的感官完全发育好，还需要 7 ～ 9 年。宝贝现在被一升左右的羊水包裹。随着宝贝长大，需要更多空间，羊水的量会减少。肺部和消化道几乎已经发育完全，胎毛在渐渐消失。他的鼻子是新生儿典型的小而翘的形状。

第 31 周

因宝贝在之前几周按照既定的节奏生长，你肚子的围度每天都在增加，体重也达到新高度：单单在过去几周，就已经增加了 1.5～2 千克。部分女性会觉得宝贝这时期动得少了。出现这种情况的大多数原因是因为子宫内空间紧迫。如果你为此感到担忧，请跟医生约个时间面谈。

第 32 周

宝贝在这几周长得飞快，同样你的体重也涨得飞快。毫无疑问，每周

带球爱爱

你的肚子现在很圆了，以致传统的性爱体式都不舒服。尽管如此，你仍然不必放弃爱爱。有很多姿势都可以避开你的肚子，比如双方蜷在一起的勺子式，或者你坐在或跪在伴侣身上。请多多尝试，找出最能带给你们快乐的姿势！

能增加 500 克左右。肚子的负担太大，导致血液循环改变，可能出现心悸症状。许多女性从现在开始会有睡眠问题，因为怎么躺都不舒服。傍晚散散步，喝点棕榈茶或缬草茶，或做点放松运动（见 66 页）都能帮助你缓解。从本周起，建议每 14 天做一次产检。

第 33 周

如果这是你的第一个孩子，那他现在已经在摆正出生的姿势了。大多数宝贝都是头位（占 96%），极少数是臀位（3%～4%）。他们现在会轻微地压迫宫颈。一旦宝贝入盆，你会觉得呼吸又轻松起来。

如果你就职期间参加了保险，保险公司需要一份关于你大概预产期的证明，用于计算生育津贴。请找机会让医生给你出具这份证明。你也要仔细地准备好待产包，因为很多宝贝都会提前出来。

第 31 周的宝贝

宝贝重约 1600 克，长约 41 厘米。他的手臂、小腿和身体结构进一步发育，以使躯干和四肢的比例逐步与身体大小相协调。你的免疫系统通过胎盘给宝贝输送抗体，保护他抵御传染性疾病。这种保护能持续到出生后几周。但是仅限于那些你曾经击败过的疾病或曾经注射过抗体的疾病。宝贝自身对抗疾病的免疫系统要慢慢形成，直到 3 岁的时候——通常，他每年会得 10 ~ 12 次发烧性传染。

第 32 周的宝贝

宝贝重约 1700 克，长约 42 厘米。他的肺泡渐渐成熟，但是他的肺要直到出生才能完全发育好。在此期间宝贝不断地吸收羊水来练习肺和呼吸。

皮下脂肪和肌肉群增加，宝贝变得更圆润，皮肤也不那么透明了。他一天中只有 10% 的时间醒着，大多数时间都是在睡觉。他的睡眠有 50% 左右是深睡眠，另外一半的睡眠时间，他的眼部在快速运动（REM），大脑非常活跃，还会做梦。

第 33 周的宝贝

宝贝重约 2000 克，长约 44 厘米。他的头部很软，因为颅骨还没有长合到一起。这对分娩是有利的，因为通过颅骨的互相推动，它会被骨盆和阴道之间的狭窄产道挤压变小。宝贝出生后，颅骨又互相分开。

体内其余的骨头在渐渐变硬。手指甲长长了，已经来到了指尖的位置。许多头胎宝宝现在已入盆。二胎或多胎宝宝可能要等到阵痛开始时才入盆。宝贝的活动也发生了变化，因为子宫内没有多少空间了。他现在每天可以吞 3 升羊水，借此他的胃、肠子和膀胱都得到了训练。其余的时间，只要不是睡觉，他都在吮吸大拇指并手舞足蹈。宝贝现在能对你的行为做出很好的反应。在你想要休息时，他可能会动得更多。当你练习体操或瑜伽时，他可能又会非常舒服地睡着。

第 34 周

如果你骨盆区有瘙痒或麻木的感觉，或者走路时有痛感，这是分泌的松弛素增加而导致的。连接两边臀部的软骨松弛，是产生这一现象的原因。请起床时稍微滚动一下，倒向其中一侧再起身。

下次产检快要到了。如果你是就职状态，你的产假是从这周开始。请注意多休息，并准备你的待产用品。

第 35 周

到现在为止，孕妇们平均增重11 ~ 14 千克。子宫边缘已经抵到了肋弓，肚脐眼明显向外凸出。你会觉得气短，膀胱有种持续的压力，连内部器官也被挤压到上面或旁边。到本周，你的供血量增加了 25%，心脏跳得更快、频率更高了。确实有些女性，她们从始至终都感觉良好，但也有一些是盼望着快点"卸货"，因为她们已经受够那些孕期反应了。

第 36 周

经历入盆宫缩（见 68 页）后，宝贝的头再往骨盆下深入了点。许多女性在感觉上都会有很大改善，因为呼吸和饮食都轻松起来。不过走起路来就真的很不舒服了。宝贝入盆后好的一方面是，胎膜囊提前就位了。但脐带不能再把羊水冲到宝贝脑袋前方，导致的一个最坏结果是供氧中断。请产检时询问一下医生宝贝的脑袋是不是堵塞了"破水"的通道。如果你想为宝贝的出生做针灸（见 69 页）或者会阴按摩，你现在就可以开始做了。

会阴按摩

会阴是分娩时承受巨大压力的区域，它是阴道和肛门之间的部位，从36周起每天按摩5分钟，可帮助组织变得更有伸展性和弹性。请选择一瓶使用感舒适的精油，用大拇指、食指和中指沾取少量，先按摩小阴唇，再用两根指头按摩会阴处，然后换成三根指头。从会阴沿肛门方向轻轻施加点压力。

第 34 周的宝贝

宝贝重约 2100 克，从头顶到脚板长约 45 厘米。他每周都会变得更圆润些，为出生后的时间囤积脂肪，因为那时候他有了自己的新陈代谢，比如会自己调节体温。中枢神经系统的成熟还需要时间，但是肺部的发育已几乎完成，足够支撑宝宝离开子宫后的生活。

宝贝现在听得更清楚，并可以在记忆中储存熟悉的声音。其中胃、肠道、心脏的声音都是他记忆深刻的交响。你的声音则被衬托得尤其清楚。

如果你直接对宝贝说话，他有时不会倾听。相反，他会去听那些不熟悉、比较响的声音。他听到的时候心跳频率加快，你也能感觉到他在里面颤动。

第 35 周的宝贝

宝贝重约 2400 克，长约 46 厘米。他开始练习吸吮反射和寻找反射，这对他的一生都很重要。你可以在他出生后观察到他的寻找反射。他的头会凑向能触碰到你脸颊的那侧，并且张着嘴转一圈，直到找到奶源。

有时宝贝在拉伸和延展时会踢到你的胃或肝，这是本周的常见现象。你可能会觉得痛，但这不损害健康。子宫壁和下腹继续膨胀，变得更透明。宝贝也因此知道光明和黑暗的区别。

第 36 周的宝贝

宝贝重约 2600 克，长约 47 厘米。他每天增长约 28 克——这也是为出生积累的重要脂肪！本周宝贝的肺部开始分泌肺泡内部的重要物质，它能使肺更稳健，并防止粘黏。如果宝贝这时候降生，他可以自主呼吸。宝贝的胎毛在消退。有部分宝宝，他的手臂、小腿、肩膀和皮肤褶皱处仍会有余留的胎毛。36 周的宝贝还没有自己的免疫系统。他通过胎盘获得抗体。

宝贝现在是什么状态？

你现在能从外部辨识或感觉到宝贝的部分身体结构吗？如果有困难，医生或助产士可以指导你去触摸宝贝在肚子里的状态。

第 37 周

你的肚子已经撑到最大了，连挤到方向盘后面或者把大一点的孩子从婴儿车抱出来都不容易，更别提去采购了！如果现在觉得做任何事情都有困难，请向周围的人寻求帮助。你的孕期马上就要结束了！

恶心和疲倦可能会再度袭来。你总是想上厕所，因为膀胱已经再没有多余的空间了。

熟悉去生产地点的路线

如果你不打算在家生孩子，就得去生产的地方踩踩点：

◎ 以便了解你过去要多长时间，产房在什么位置。

◎ 以便接触到那里的工作人员，有可能的话，可以取一些所需的信息单页或手册，你稍后可以静静地翻阅一下。

◎ 以防你对常规的生产流程还有疑问。

第 38 周

你知道吗？大多数宝宝刚出生时眼睛都是深蓝色的。如果父母双方都是北欧人，那这种情况是绝对的。不过，宝贝眼睛的真实颜色要过几个星期或几个月才会显现。苏丹或南印度的宝宝出生时大多都是深灰色或浅棕色的眼睛，6～7个月才会转成棕色或黑色。

马上又要做产检了。请询问医生宝贝是否已经完全入盆。

宝贝要用的东西全都准备好了吗？你给你家老大或老二是否准备礼物了？大孩子是否知道接下来会发生什么，他（们）要待在哪儿，谁来照顾他（们）。有没有女性朋友或男性朋友能给你提供支持？

利用产前最后几周好好宠爱一下自己：电影院、餐馆、博物馆都是不需要花费太多精力的地方。与伴侣享受美好的二人时光，憧憬一下有了宝宝以后的家庭生活。

第 37 周的宝贝

宝贝本周重 2800 ~ 3100 克，长约 48 厘米。头胎宝宝会把脑袋伸到母亲骨盆里，被包裹、被保护。这一姿势使宝宝已经长大的腿和屁股也找到了适合的位置。宫缩阵痛时（见 68 页），宝宝有时会感到周围的空间在缩紧，并朝着一个方向推移。这是很利于出生的运动！

部分宝宝头上已经长满了头发，长度可达 2 厘米，另一些宝宝头上还是光光的。不要奇怪宝宝的发色。深色头发的父母生出金色或红色头发宝宝的情况也很常见。金色头发的父母也可能生出头发漆黑的宝宝。

宝宝在羊水中有胎垢保护皮肤，还有胎毛覆盖身体，这些现在开始消失。宝贝在吞咽和换气的过程中会自动吞下胎垢和胎毛的碎屑。这对他来说是没有问题的，反而是能吸收生长所需的蛋白质。所有不能利用的物质都储存在肠道中并作为出生后的第一次胎粪排出。我们俗称的胎粪看上去有点像车底涂料（为深黑色或深绿色的物质），而且黏性也很像。

第 38 周的宝贝

宝贝重约 3000 克，长约 49 厘米。他身上的所有器官都成熟了，出生后只是会接着长大、长壮。受子宫空间所限，他动得很少。宝贝已经有了强烈的抓握反射，会维持到他 4 个月时。他可以通过握住一个物体或你的一根手指来支撑他的重量。我们现在的一些反射都可追溯到我们的进化史，只有当宝宝抓住妈妈胸口附近时才能够存活下来，才不会在那个时候的狩猎和采集食物过程中丢失。

如果你的宝贝是在 38 周出生，就不会被当做早产儿了。他的肺部已经能够自主呼吸。大多数宝宝都已经处在最终的分娩位置。宝贝的活动少了很多，因为子宫内缺少空间。如果你之前生育过，有可能宝宝现在还没有到分娩位置，而仍在高兴地打转。之后第一波强烈宫缩会帮助他调整到最佳位置。

第 39 周

大多数分娩都是从宫缩开始的，只有15%的女性会先破水。大多情况下只有少量羊水会溢出，因为宝宝的头卡在骨盆里。但羊水破了，就意味着分娩开始。你要和信任的助产士联系（如果是在家生产或是需要陪产），或者前往医院——即使宫缩还没有发动。

如果现在还没什么反应，你需要的只是等待。如果你一整天保持活跃，或者约朋友吃早餐或午餐，这是很好的。或者也可以与你的伴侣共同享受这最后一刻的二人世界，一起看看电影或者游泳（只要宫口还没开，这点请找医生或助产士确认）。在傍晚的时候，建议你放松或者睡一觉。睡整觉已经不太可能了，因为已经找不到舒服的姿势，而且夜间要上很多次厕所。但还是建议你在紧张的分娩期间和产褥期能休息好。

第 40 周

所有准妈妈的产检本上都会标注预产期，当超出预产期，大多数人都会缺乏耐心。请保持心情放松！只有3%～4%的宝宝会在预产期当天出生。只有超过两周，才能称为过时，会对宝宝有风险。所以当那天过去，请试着保持平静：有可能你家宝贝觉得10天后再出生更好呢。其实发生这种情况你也不能做什么，只有静待瓜熟蒂落了。

！练习：调整生活

这组练习能帮助你的生活、你的日常和你自己，帮助你用积极的态度来面对不愉快的状况：

闭上眼睛，坐在椅子上。静静地呼吸，试着放松整个身体。想象你的牙齿尖，然后移到你的脑袋。通过鼻子深吸气，再通过嘴巴呼出。吸气时重复一个简单的字，比如说"是"。10分钟专注在这种呼吸模式上。再慢慢回来，活动一下手脚，睁开眼睛。

第 39 周的宝贝

宝贝重约 3200 克，长约 50 厘米。出生体重在 2800 克至 4000 克是健康新生儿的标准。羊水量继续下降，你的体重可能会略有下降——即便宝贝的体重仍然在增加。新生儿的眼睛很大，黑白色视觉细胞以及眼睛颜色都有了，但是能让宝宝清晰看见的神经连接还没有成熟。他现在只能识别 25～30 厘米处的事物。你在喂奶时，宝贝能看到你，因为正好符合这一距离。有些宝宝现在已经在练习吮吸大拇指和手了。这也是他们出生后就可以把小橡皮奶嘴塞到嘴巴里的原因。

第 40 周的宝贝

宝贝重约 3700 克，长约 51 厘米。提前并准确地判断身高体重很难，即便是做超声波，准确率也只有 50%。宝贝现在已处于第三孕程的最后阶段，就像接下来的生活一样，他在按照自己的意愿长大、长壮。有些宝宝在出生时手指和手指甲就很长，但是都很软，在出生几天后就会断裂。

宝贝现在已掌握 70 种反射，可以让他们更轻松地展开人生第一页。

你最好知道，只有 25% 的宝宝是早于预产期出生的，70% 是晚于预产期。想想看，一个宝宝到了最后要把自己折叠成怎样才能在子宫内找到空间。这么想来，你就能理解宝贝为什么迫不及待地想出来了！

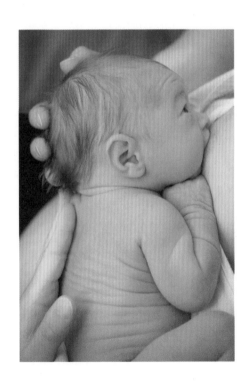

放松运动

干扰因素：压力

怀孕过程中情绪或身体上的压力不管对你还是对宝宝都是不健康的。研究证实，处于压力之下的准妈妈，宝贝在肚子里明显要动得更多。如果孕期母体的压力激素皮质醇指数较高，宝宝后期的学习和思考能力就较弱。当然，压力是无法避免的——因此如何寻求平衡就显得更为重要。每天的休息时间和有规律的放松运动可帮助你蓄积能量，能够更加以平常心看待一切。别人做了什么或周围发生了什么都不能破坏你的平静，即便是有意识地这样自我催眠也是很有帮助的。因为事实上是你自己处于压力和紧张之下，这就是所谓的悖论。

规律的放松运动是有帮助的

通过放松运动，与自己的身体及各个身体部位密切接触可以学会更加自我地去感受这个世界。你的身体感觉提高，通过一些练习，你会有针对性地放松。你可以抵抗分娩时的痉挛，更有意识地控制自己的身体。均匀地深呼吸也会促进宝贝的供氧。你的神经放松，呼吸和心跳变得有规律，思想和感觉也归于平静。

身心灵的练习

这里介绍的放松运动很容易学，而且只需要占用你少量时间。这种放松自己的能力，对你生完小宝贝后那段紧张、少眠的阶段也是有作用的。

肩膀和脖子的放松

许多女性孕期都会感到脖子处的压力。如果你也有此情况，以下练习可帮到你：

◎ 长长地、通过鼻子深吸气到腹部，心里默数到4。然后放松肩膀和脖子处的神经。缓慢地吐气，这时数到6。重复这一过程4～5次，让压力卸下。

释放

这一练习有助于你短时间释放身体或心理的压力。你可以采取仰卧姿势，或者在一张舒适的沙发椅或沙发上进行。

◎ 呼吸时在脑海中想象"释放"一词。吸气时想"释"，吐气时想"放"。重复数次呼吸。

◎ 身体往下沉，去靠你躺着或坐着的垫子。然后你会觉得变软、变轻。

◎ 10～15分钟后结束练习。

许多女性在做这组练习时，身体休息的过程中都很清晰且清醒。练完之后再留点时间回归到日常生活中。躺着的时候做做伸展、拉伸和伸懒腰。如果是坐着，就伸伸手臂，前后转动一下肩膀。

普拉提——锻炼骨盆底部的运动

普拉提锻炼的是孕期负担最重的两处肌肉——腹部和骨盆底部肌肉。四脚板凳式的练习帮助释放背部和骨盆的压力。在最后一个孕程，该项运动能帮助宝宝找到正确的位置。在开始运动前，要确信你的骨盆底部肌肉足够强壮。用力地向内、向上拉伸肌肉，

保持至少 10 秒钟。

◎ 做四脚板凳式，背部尽量放平，呈水平状态。

◎ 深吸气，呼气时开始如上所述收紧骨盆底部肌肉。

◎ 同时，肚脐交替地往里缩进或往外突出。这称为肚脐吸气法。试着保持收紧状态10秒钟，不要屏气，背部也不要动。

◎ 重复该组运动10次。

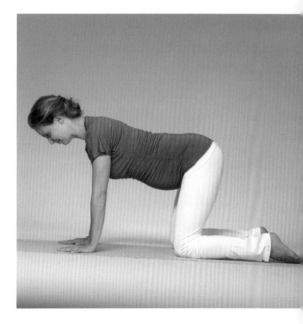

肚脐呼吸法在孕期的任何阶段都可以做。

第一次宫缩

宫缩

你的身体在预产期到来前已为这个大日子准备良久。所谓的宫缩阵痛，又叫布希妊娠阵缩，可能从 25 周起就已经出现。这时的子宫略微收缩，肚子会发硬、发紧。第一次宫缩并不真疼，甚至经常感觉不到。它为人所知是因为第一个描述它的人——妇科医生约翰·布拉克斯顿·希克斯。

临产前最后几周，宫缩经常会不规律地出现在傍晚时分，持续两三个小时。你可以感觉到自己的肚子变圆变硬。可能这期间下腹部还会有拉扯感，伴有轻微的疼痛。你的子宫最多会收缩 60 秒，一天经历多次。宫缩的主要目的是锻炼临产前的子宫。不过压力和紧张会加强这种收紧感和痛感。如果宫缩让你觉得不舒服，请小心一点。宫缩还是入盆宫缩，很难区分，观察一下你的肚子形状并向助产士描述你的感受。

入盆宫缩

入盆宫缩通常发生在分娩前 4 ~ 6 周，帮助宝宝入盆。入盆宫缩和宫缩一样，都是不规律的。你可能持续感到疼痛，或者什么感觉都没有。如果你觉得痛，会发现肚子变硬，通常腹股沟处还会有坠涨感，与痛经类似。背痛也可能会发生。宝贝刚入盆时，会觉得舒服一些。呼吸变得轻快，胃口也变大了。但另一方面，膀胱压力增加，走路时会感觉宝贝快要把阴道撑开了。

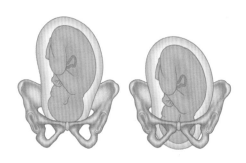

宝宝入盆前（左）后（右）

准备分娩的针灸

许多女性都希望为分娩做针灸。有中医教育背景的医生可以为你实施。

针灸可缩短开宫口时间

针灸对产程的影响已被曼海姆女子医科大学的研究证实。结果显示，针灸可使部分初产妇的分娩时间从 10 小时缩短为 8 小时，另一部分人则是缩短为 9 小时。结果还表明，针灸可促进子宫口在预产期前成熟。子宫颈变得更短、更柔软。通常，子宫口这时已经打开一部分了。时间上的缩短仅仅指第一产程，也就是宫缩开始到宫口完全打开的时间。第二产程，即宝宝经由产道出来的时间还是一样。针灸也不会改变分娩的时间点：针灸既不会使宫缩提前，也不会使预产期提前。

针灸适合在孕期第 35 周或第 36 周进行。分娩前建议做 3 ~ 4 次。一周做一次，时长 30 分钟。下针的时候，大多数地方几乎是无痛的。施针后宝宝经常动得很厉害，这算是其中一个

"副作用"吧。如果宝宝一切健康，那么即使不做针灸，他也能平安降生到这个世界上。

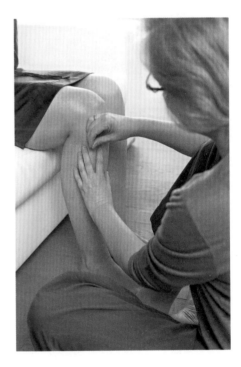

从 35 ~ 36 周起，可让医生为你实施准备分娩的针灸。

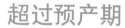

超过预产期

如果预产期到了，但还是没有阵痛，对很多女性而言都是艰难的耐心考验。你要知道，大多数宝宝的出生时间都跟预产期有前后4周的出入：要么提前两周，要么推后两周。

准妈妈的焦急，被亲朋好友一问就更甚了。这时请试着用孩子的思维方式来看待：他想按照自己的时间出生，而不是按照被超声波或公式所定义的时间。不过前提是，他很好。试着在预产期前的最后几天安慰自己：他马上就要来啦！抚摸你的宝贝，跟他多说说话。数据显示，头胎宝宝平均都是在预产期过后6～7天出生。

只有超过40周，才算是超期，而超过42周的才能称为过期妊娠。但是超过42周的过期妊娠极少发生。其中一个原因是，许多产科通常在超过41周以后或超出预产期10天后就建议实施人工引产。先于或超出预产期的分娩有很多原因。比如，并非所有女性都知道确切的受精日期。同时，会有大量因素影响宝宝的发育。我们每个个体都是不一样的。有许多影响因素都会推迟或加速宝宝出生的时间。其中包括营养状况、生活方式、身体状况，以及个体激素平衡和新陈代谢的特点。有把月相、天气或其他外力作为分娩影响因素的，但这些都未获得科学证实。

如果没有宫缩

如果到了预产期还没有发动迹象，在德国会要求这类孕妇每隔两三天做一次尿检和血检。并且要为宝宝做30分钟的胎心监测（CTG）。这时羊水因为胎盘和卵膜的自然老化而明显减少，后续不能再分泌足够的羊水，所以要用超声波监控羊水量，或观察胎膜囊是否破裂。其他欧洲国家会再晚一周开始这项检查。这一措施的目的仅仅是为了较好地观察宝宝和你的状况，如发现问题，就会建议人工引产。

自然的人工引产

在实施医学人工引产之前,你还可以尝试以下方法:

◎ 规律的性生活可促进生产发动。不清楚是不是因为男性精子包含前列腺素,会激活子宫的宫缩,也可能是因为性高潮时的子宫收缩或发出的后叶催产素会触发宫缩,抑或二者兼而有之。

◎ 如果宫口已经打开一些,医生或助产士会用手指小心地将胎膜囊从子宫颈拨开。这样也能释放后叶催产素,激活宫缩。所谓的卵极体方案可能会有疼痛感,并有轻微出血。但这些不足为虑,因为很快就会停止。

◎ 另一个方法是刺激乳头。两边乳房大约需要按摩1分钟。然后休息3分钟,再进行下一次按摩。这样也能促进后叶催产素的生成。

不过所有的方法都只在一种情况下有效:你的宝贝已经做好出来的准备了。

即将生产的信号

所有女性都会问,是否有明显的信号能表示你快要生产了。并非所有信号都说明你很快就要发动,但它们能说明你的身体已经准备好了。有些时候没有任何预兆宫缩就发动了。以下情况预示着你快要生产:

◎ 产前宫缩增加

◎ 肚子形状改变,因宝贝前冲的身体更深一步下沉到狭窄的骨盆

◎ 失眠、没胃口

◎ 不想继续保持圆滚滚的状态

◎ 有黄白色的浓稠黏液分泌,它能保护子宫口免受感染。它在子宫颈变软的时候流出,常与少量血液混合(这就是俗称的"见红")

◎ 拉肚子,因为生产发动时宫缩激素也会刺激肠道挛缩

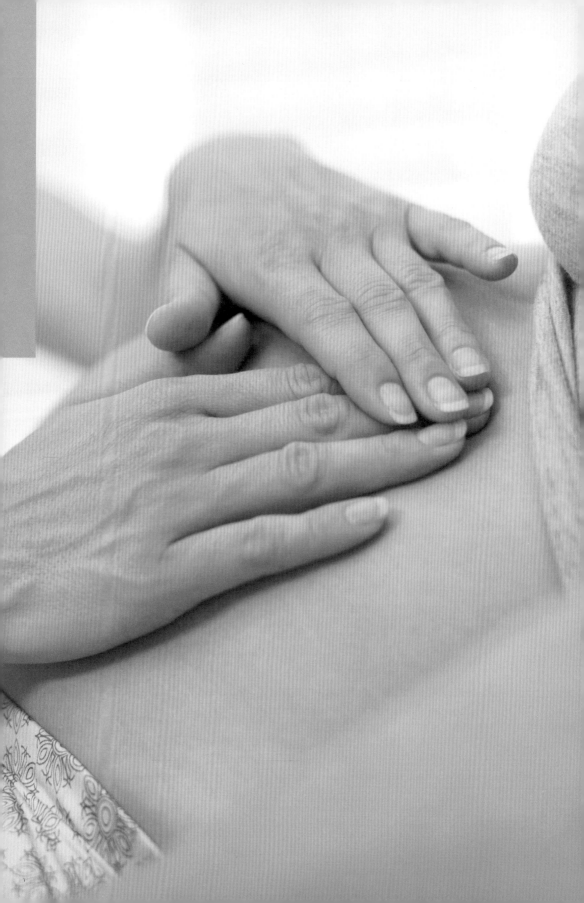

产检
及医学指导

医学导乐

妇科医生是可以让你感到安心的人，可能你怀孕前就已经在寻找了。如果你希望的话，助产士也可以从一开始就划入你的咨询团队。他们都具备专业背景和经验，互为补充，但通常不能互相替代。

助产士

助产士是孕产所涉及的方方面面的专家，从孕期开始到生产，再到产褥期，直到哺乳期结束。你可以在孕期随时告诉她你的选择，向她征询意见。

助产士提供的咨询、检查和作用，主要包括：

- 孕期护理
- 针对孕期饮食、生活方式、伴侣关系、性行为、孕期及产后社会援助、生产地点的选择、准备宝宝用品等方面提供咨询
- 有孕期问题及宫缩提前时上门探访

- 分娩准备、孕期体操、婴儿护理、修复体操、婴儿抚触
- 医院分娩帮助——接受雇佣，或作为产房及家里的导乐
- 产褥期咨询、看护宝贝、针对哺乳问题的咨询
- 特殊生活情境下的咨询——产前及产后危机
- 担当家庭助产士（要用到助产士培训后的附加技能）

对于这一丰富的主题，许多助产士都在各自的领域里很专业。请提前向周围了解助产士资源及报价。想想看：助产士的帮助是每个女性都需要的！如果你办理的是私人保险，请跟保险公司联系，问清楚你能享受哪些利益。

妇科医生

女医生是所有女性健康问题的发言人——包括青春期、发育期以及其

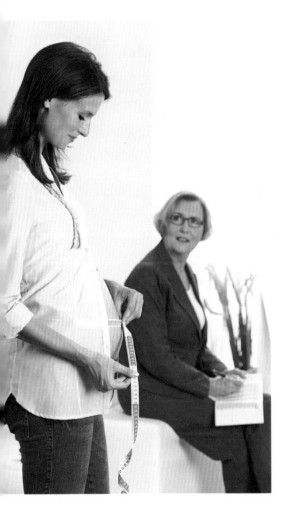

产检时会测量肚子围度并登记。

他可能的疾病。

妇科医生的职责主要包括：

◎ 产检

◎ 实验室检查和超声波检查

◎ 孕前诊断

◎ 产褥期检查

◎ 避孕咨询

◎ 疫苗接种

◎ 在诊所：分娩帮助、手术

产检及医学指导

产　检

产检的作用是观察并记录母亲和宝宝的变化及健康状况。

如果孕期一切正常，一开始的产检是每月一次，从第 32 周起每 14 天一次。如果有规律地去产检，通常都可以提前发现特殊情况及风险，并采取干预措施。医生或助产士会跟你进行沟通，解释她们所发现的情况，一旦需采取医学手段，她们会推荐给你有效的措施。

产检可以是助产士做，也可以是医生做，结果会记录。只有超声波检查是只能由医生来做。如果助产士或医生通过你的既往病史判断你会有孕期风险，也会由医生给出你专业建议，你可以不听从，但要自己承担责任。

如果你做的医学检查可以得到法律上的报销，则费用是由国营或私营的保险公司承担。

尽管世卫组织（WHO）提出生第一个宝宝时，只要五到七次产检就足够，但在德国，孕期产检普遍是十到十一次。如果你在职，部分产检时间可以从工作中休假，不产生任何报酬损失。

附加检查

超出母亲准则框架的检查，可称为私人健康服务（IGeL），选择它的孕妇要么是面临风险，要么是纯属个人意愿，其中包括弓形虫病检查之类。在产前诊断框架范围内的检查不属于常规产检。如果发现健康或家族性的疾病，导乐会提示你去做产前诊断。

做好产检的各项准备

规律的产检是孕期医学指导的最重要组成部分。你只有记住这些日子，才能提前发现问题并接受诊治。但是产检并非只涉及身体状况。你的恐惧、疑虑和问题都可以开诚布公地跟医生或助产士交流。他们会竭尽所能地帮助你。

◎ 为了做好最充分的准备，最好在去之前写下你的所有问题——一旦进入诊室，总是容易忘这忘那。

◎ 第一次产检时可能需要带上过去的产检本、过去的手术报告、过敏症以及医保卡。

◎ 你到达诊所后，需要先做一系列的医学检查，包括抽血、称体重、量血压、尿检、触摸宝贝位置和子宫大小。

◎ 为产检预留足够的时间，以免因为匆忙而导致血压值非正常偏高。

◎ 如果你略为强壮，为使测量值准确，请要求佩戴更宽一些的血压计腕套。

◎ 喝足量的水，因为每次产检都要验尿。

◎ 检查完毕后医生或助产士会跟你谈话，告诉你检查结果，谈一谈接下来的怀孕过程，提供给你后续检查所需的信息。此时你有充分的时间向她提出所有问题。

◎ 如果你想拿到一张超声波的照片，请跟医生提出。通常她都会很乐意给你，这样你就可以向朋友、亲人，当然还有你的伴侣展示宝宝的照片。

◎ 带一小瓶水、一根麦片条或其他小零食去产检。这样等待时间长一点你也有东西果腹。

◎ 你的雇主必须给你放产检假，不能因此扣你工资或要求你加班。

建档

怀孕 9 ~ 13 周，可以去医院建档，并有一本产检本，这是专属于你的，是孕期一份重要的个人资料。记录的

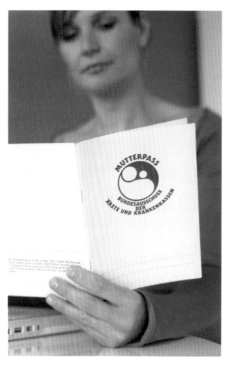

产检本包含你怀孕过程中所有重要的检查结果和发现。

是你整个怀孕过程，其中包括定时监测血液和尿液指数，记录超声波检查结果，捕捉体重变化及子宫增长幅度。

医生在产检本上记录关于你健康的所有重要信息，比如血型、慢性病、曾做过的手术，当然也包括有关早孕和早产的信息。所有输入的数据都会传递到孕期的下一阶段，它们都是关于分娩或紧急医疗状况方面可获得的一手重要信息。

每次怀孕对应的产检本涵盖了你和宝贝身体的方方面面。如果继续生育，也有重要参考意义。你可以通过医生了解到有哪些检查是真正必要的。

风险指什么？

在第一次产检时，医生会在既往病史这块询问你的用药历史。根据你的答案判定你是否有孕期风险，并填

写到产检本上。

这种分级并不意味着你在怀孕阶段会面临不可避免的问题。大多数情况下它只是个提醒，告诫孕妇要特别小心，如有必要，需进行附加检查和处理。比如你的产检周期要缩短。

你和导乐要分清各种理论风险（如高龄产妇或过敏体质）与现实风险（如身患重病）之间的区别。

你可以想一想：为了预估你的实际风险有多高，你必须详细跟医生沟通，这点很重要。在此过程中让她们准确阐述所有发现和可能出现的后果。

有风险的孕期

将怀孕评级为"有风险"，需要考虑以下范畴。显然，年龄相对于其他阻碍而言，只存在比较低的风险。

◎ 准妈妈的年龄

◎ 当前孕期下的并发症

◎ 孕早期的问题

◎ 孕妇得病

◎ 服用药物

◎ 服用尼古丁、酒精和毒品

产检
及医学指导

即便在怀孕的过程中，也可能出现一些状况，需要重新评估个人风险：

◎ 孕期中毒

◎ 严重缺铁（贫血症）

◎ 孕期节食

◎ 流血

◎ Rh 血型不相容

◎ 胎儿明显过大或过小

◎ 宝贝位置不好

◎ 提前宫缩（早产危险）

◎ 宫高缺陷（宫口无力,早产危险）

◎ 双胞胎或多胞胎妊娠

血检和尿检结果

Rh 因子

Rh 因子在怀孕时很重要。它可能是阳性（D+）或阴性（D-）的。如果你的 Rh 因子是阴性,而宝宝的是阳性,就会导致血型不相容。在你怀孕出血、施行羊水穿刺术后、外界变化或分娩过程中可能会出现你和宝宝的血液交换。其后果就是你会产生针对宝宝血液的抗体。它通过子宫进入宝宝的血液循环，破坏血液细胞并引起严重的疾病。因此，携带阴性 Rh 因子的女性如果怀有 Rh 阳性的宝宝，在孕期 28 周到 30 周以及分娩时会施行 Rh 预防术，可避免产生这种抗体。

抗体查找测试

抗体查找测试会在第一次血液检查时进行，用于判断你是否带有可导致血型不相容的抗体（正如 Rh 不相容）。如果没有抗体，则结果显示为阴性。在你怀孕 24 周到 27 周之间，会重复进行该测试。

风疹测试

风疹测试检查的是你是否有足够抵御风疹的保护力。如果你曾得过风疹或注射过两次疫苗，那你会对此终身免疫。通常来说，儿童期发生的风疹都不是危险的疾病。但在孕期前 12 周，这种致病菌会严重损害器官，并干扰宝宝身体和大脑的发育。

血液检查可确认你是否有足够对抗风疹感染的抗体。最佳值是大于 15IU/mL。

沙眼衣原体 DNA

沙眼衣原体是一种可通过性交传播的病原体。它出现在子宫颈。如果宝宝出生时接触并感染，有可能导致眼部和肺部发炎。如果检查结果呈阳性，则你和你的伴侣都必须打抗生素。

梅毒试验、乙肝抗原和人类免疫缺陷病毒（HIV）

通过梅毒搜索反应（LSR）可检查你体内是否有梅毒病原体。梅毒是一种性传播疾病，会对你的宝宝造成伤害。

从孕 32 周起，会进行乙肝表面抗原的检测。母亲可能会在分娩时将 B 型肝炎传播给宝宝。如果母亲是 B 型肝炎病毒携带者，宝宝在出生后就要立即注射疫苗。

根据你自己的医院或医学顾问的建议，你可进行后续的血液检查。法定医疗保险会支付 HIV 的检查费，跟梅毒试验一样，它的结果不会显示在产检本上，仅仅只会附带一笔说你已做过这项检查。

医疗史

第一次产检时会询问你及你家人的既往病史。比如你家里是否有人患有糖尿病、高血压或其他疾病，或者你自己是否有慢性疾病或过敏症，你之前是否怀孕过，是否抽烟、喝酒或吸毒。问题集包括 26 个点，相关问题都会记录在产检本上。你的年龄、身高和体重都会在第一次检查时被记录。孕次 (Gravida) 指的是你迄今为止的怀孕次数。产次 (Para) 指的是迄今为止的分娩次数。如果你是第一次怀孕，则记录为：Gravida I，Para 0。

你会在健康层面和行为方式上得到咨询。总结一下咨询内容，可包含这些主题：饮食、医药、职业、运动、旅行、牙齿健康、生产准备和肿瘤早期发现。

怀孕过程中的特殊发现都会作为产前诊断的结果记录下来。

关于时间的判断，需记录的数据，包括你的周期长度、末次月经以及受孕日期。根据这些信息可大致确定宝贝的预产期。但这一日期有时会通过早期超声波检查的结果得到修正。

怀孕表

第二次测试：<u>2013.6.17</u>　　　　　　B 型肝炎检查：<u>2013.9.26</u>

抗 D 预防：<u>　　　%　　　</u>　　　　在分娩诊所出示：<u>　　　　　　</u>

	日期	孕周	修正孕周	骨盆状态	宝贝位置	胎心音	宝贝活动	水肿	静脉曲张	体重	RR	蛋白质/糖/亚硝酸盐/血液	沉淀物				阴道检查	风险	其他/疗程/措施
1.	21.2.2013	7+1								62	115/75	13，7			0	B	%		实验室检查，abgen Folio
2.	22.3.2013	10+2			~	+		0	0	62，8	120/75		0	0	0	0	Portio 3cm erhalten		1.US筛查 WB
3.	19.4.2013	14+4		S+2 6cm	~	+		0	0	63，6	110/70		0	0	0	0	%		WB　　　LU：85c
4.	17.5.2013	18+4		N-3 17cm	QL	+	+	0	0	65，2	120/75		0	0	0	0	%		2.US筛查 WB　　　LU:87c
5.	17.6.2013	23		N 21cm	BEL	+	+	0	0	67，0	120/80		0	0	0	0	%		AK abgen WB　　　LU:90c
6.	12.7.2013	26+4		N+2 25cm	SL	+	+	0	0	69，0	115/75	11，8	0	0	0	0	%		OGTT 50mg=OB WB　　　LU:93c
7.																			

0=未发现
%=未检查
Folio——含叶酸、碘和维生素B12的药物
1.US=第1次超声波检查

WB=良好
LU=肚围
OGTT=口服葡萄糖耐量测试

怀孕表是记录产检的表格。大多数文字都是采用缩写形式，你一开始会觉得难以理解。

前三栏记录的是当前日期、孕周 (SSW) 以及修正孕周。

第四栏就是耻骨骶骨间距 (SFA)。根据这些尺寸可估算子宫和宝宝的大小。

缩写 S 代表 Symphyse，骨盆。N 代表 Nabel，肚脐。RB 代表 Rippenbogen，肋弓。它经常用加减号与缩写 QF（指宽）连在一起。"N+2QF"表示骨盆到肚脐有两指宽。关于宝宝位置，缩写 BEL 代表臀位（屁股下面正对骨盆方向），SL 代表头位（头部对着骨盆方向），QL 代表横位（宝宝横在骨盆上方）。在"胎心音"那栏，如果是用听诊器测量的，则用"+"表示，如果是用胎儿多普勒彩超或超声波测量，则是用"US"标记。宝贝活动：这里如果是"+"号，表示宝贝活动可以看到或感觉到；"US"表示宝贝活动可以用超声波看到。Ödeme/Varikosis 的意思分别是水肿 / 静脉曲张，用"+"到"+++"表示程度。

下一栏记录的是你的当前体重。

RR syst./diast. 是血压值的缩写。如果指数超过 140/90mmHg，就得特别注意了，如果是高血压，就必须进行诊治。Systole(syst.) 表示最高值，Diastole(diast.) 表示最低值。

Hb(Ery)：Hb 表示血红蛋白，Ery 是 Erythrozyten 的缩写，也就是红细胞。血红蛋白值是指血红蛋白的浓度，也即血液中的红色素。Hb 值在怀孕期间会下降，因为血液会稀释。

Sediment 沉淀物（蛋白质、糖分、亚硝酸盐、血液）：每次产检必做的尿检都会显示沉淀物的结果。蛋白质、糖分、亚硝酸盐和血液可能成为疾病的信号。

倒数第三栏是记录阴道检查的结果。用缩写 Z、C 或 P 表示子宫颈。MM 表示子宫口。宫颈的长度和宫口的开口大小用单位毫米表示。缩写 Fidu 用于宫口表示"手指可进入"的意思，意味着宫口已经略微张开。

在"风险"那栏，使用的是产检本第六页上的编号，可以看到诊断是什么时候进行的。

最后一栏"其他 / 疗程 / 措施"记录的是所有后续检查和规定的药品。

超声波和胎心监测

产检中的超声波可检查宝贝的发育是否良好。在早孕阶段，已经可以通过超声波技术跟宝贝建立早期联系了。从第 14 周起，你可以借助胎心仪听到宝贝的心跳。

超声波检查

怀孕期间，按常规需进行三次超声波检查，费用由法定保险公司承担。然而只有医生才能给你做这项检查。建议的检查时间为：

◉ 第一次超声波在第 9 ~ 12 孕周期间
◉ 第二次超声波在第 19 ~ 22 孕周期间
◉ 第三次超声波在第 29 ~ 32 孕周期间

第一次监测（第 9 ~ 12 孕周），医生会检查：

◉ 你的卵细胞是否顺利在子宫内着床

◉ 宝宝的胎心是否规律
◉ 宝宝的大小是否正常，也就是说是否符合所计算的预产期
◉ 你是否怀了多胞胎

通常孕妇在第 19 ~ 22 孕周所做的超声波是由特殊专家来操作的器官超声波。

早孕阶段根据宝贝顶臀长来判断怀孕时间。

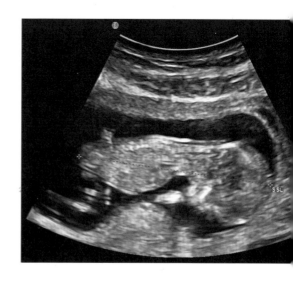

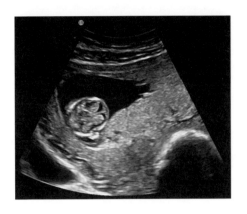

健康和发育良好的宝宝：脑袋从上面看下去已经分成可辨识的两块区域。

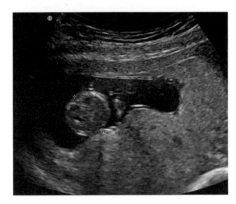

一切是否正常？肚子的直径显示宝贝的发育是否良好。

医生会在这一次超声波过程检查：

◎ 宝贝的心脏是否继续正常工作，宝贝是否在动

◎ 是否有畸形征兆

◎ 宝贝现在多大了（测量头部、胸部和大腿）

◎ 胎盘在子宫中的位置和结构，以及羊水量

第 29～32 周期间进行的第三次超声波会判断：

◎ 宝贝的发育是否良好、正常

◎ 羊水量是否足够

◎ 胎盘功能是否良好

◎ 宝贝是不是处在利于分娩的位置

宝贝生长的标准曲线

宝贝成长的标准曲线是根据肚围（ATD）、臀围（BPD）和顶臀长（SSL）这几项指标得出的宝贝在胎盘内的平均生长速度——不过最后一项指标仅适用于 12 孕周以前。该曲线分为三个百分比。中间的、粗一点的百分比显示的是宝宝平均的生长速度。上面和下面的百分比有细小的差异。

多普勒彩超

如果发现问题，做后续的超声波检查是很有必要的。

多普勒是一种专业的超声波，大多数时候它适用于普通超声波检查时发现的某些突出情况。在产检时，通过多普勒彩超可以更好地观察血管和胎盘的血液流通。多普勒彩超释放的辐射比普通超声波高出 10 倍，所以孕早期不建议采用这种手段，通常应安排在 20 孕周以后，那时候它的辐射对宝宝几乎不会产生伤害。

胎心监测（CTG）

许多孕妇都是在产检时知道这种监控方式的，因为 CTG 胎心监测在几乎所有妇科诊所都只适用于 28 孕周以上的孕妇。她们坐在沙发床上或者侧卧在卧榻上。两个圆形的接触片通过一根电线与显示屏连接，借助一根有弹性的腹带固定。其中一个接触片通过传感凝胶经超声波记录宝贝的心跳。另外一个接触片则反映腹部的压力变化，显示宝宝的活动以及有可能出现的宫缩。

超声波——对宝贝有伤害吗？

关于超声波检查的伤害已经讨论了很久。没有研究表明它会伤害宝宝。已知的是，检查时宝宝可以感知到敲击的声音，这对于他们而言，音量相当于驶过的火车。据此有了这一结果：超声波检查缩减到必要的程度，不实施超出必要时间的检查。如果说超声波对宝宝和孕妇有风险，那与之相比，如果没有检查出宝宝的紧急情况，后者的风险会更大。

什么时候的胎心监测很重要？

尽管胎心监测在许多医学诊所都属于常规的产检内容，但不建议所有孕妇都施行该项检查，而应针对以下人群：

◎ 孕25周后有先兆早产症状的孕妇

◎ 有提前发动宫缩倾向的孕妇

◎ 宝宝胎心突然变化的

◎ 多胞胎妊娠

◎ 之前怀孕发生过宫内死胎的

◎ 怀疑有胎盘缺陷的（怀疑宝宝得不到胎盘充分的供给）

◎ 采用药物止痛时要进行过程监控

◎ 出血

◎ 孕期出现会影响怀孕的疾病、一般性疾病或急症

　　如果是超过预产期或者怀疑过期妊娠，则该监控是很必要的，以便宝宝出现供氧不足症状时能及时发现。

分娩过程中的胎心监测（CTG）

　　分娩过程中可每隔两小时做一次胎心监测，每次 30 分钟，或根据宝宝的胎心模式进行持续监控。在第一产程，胎心监测普遍都有间隔时间，以便你在此期间能变换姿势或者出去溜达一下。在第二产程，大多数医院都会持续地监控胎心以及宫缩。

　　宝贝心跳的正常频率为每分钟120 ～ 160 次。如果心跳在宫缩时变成特定的模式，则可能是压力的表现，这叫做激烈反应。心跳频率下降则可能意味着供氧受到干扰，伴随着短时间内活动频繁，内部和外部负荷的正常调节关闭。

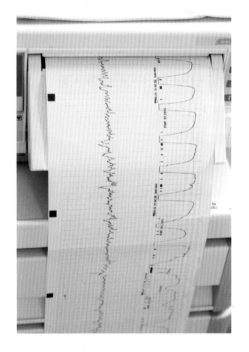

胎心监测报告的左侧显示宝贝的心跳频率，右侧为宫缩频率。

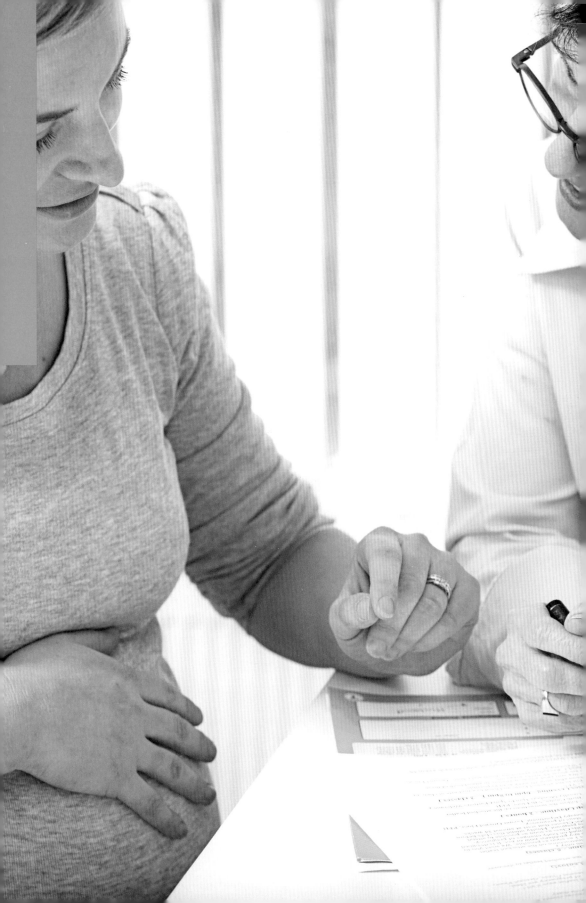

产前

诊断

产前诊断

产前诊断的流程不属于母亲保护准则通常意义下的规定。尽管如此，可能在你头两次产检中都会被问到是否要了解产前诊断的服务内容及相关收费。各项诊断的目的就是为了发现宝贝是否有罕见的疾病或者是否畸形。问题是，产前诊断虽然能确诊有限的一些疾病或残疾，却不能提供改善或治疗方法。之所以还会有准父母决定做这些检查，全因为他们希望生个十足健康、充满活力的宝宝。他们期待着检查结果给予他们一种宝宝能够平安降生的安全感。而这一结果的概率是相当高的，因为平均下来，每出生 100 个宝宝，只有 3～5 个是有问题的。在你决定进行产前诊断前，必须认清这样的事实：95%～97% 的疾病或残疾压根是不能诊断出来的。在宝贝刚出生时或出生后的第一个月只有 30%～40% 的疾病能发现，剩下的 60%～70% 会在此后的一生中陆续发现。即使诊断结果没什么异常，也无法百分百确保宝贝的健康。

产前诊断学的方法和过程

并非所有检查都能立刻判定它属于产前诊断范畴。但下面这些项目必然属于：

◎ 人类基因咨询

◎ 超声波（比如颈项透明层厚度测量）

◎ 多普勒彩超

◎ 心脏回波描记

◎ 绒毛膜试验（从胎盘上提取组织的试验）

◎ 羊水穿刺术（提取羊水）

◎ 特殊的血液检查（比如孕早期的检查）

◎ 其他检查（如抽取脐带血）

而且产前检查所附带的后果和风险也不应忽视。比如羊水检查会有0.3%～1%的流产概率。

这些检查安全吗？

产前检查很可能会引发恐惧。因为不好的检查结果会使准父母强烈担忧他们之后是否能生出一个本质上健康的孩子。

通常你们都不要着急，要详细地交流一下，弄清楚诊断可能产生的结果。这种交流的目的是回顾一下怀孕的背景以及你们肩上的担子。在此过程中触及伦理道德或宗教方面的话题也并非少见。请花些时间进行整体的观察，在此过程中分析你怀孕的社会和情感方面的因素并回答尚未解决的问题。它可以使你克服恐惧，改善生活状态并做出决定。

找到自己的立场

在你要求做产前诊断之前，花些时间自己一个人或跟你的伴侣一起思考以下问题。你所做出的决定越详尽、越是深思熟虑，你就会感觉越安全、越有活力。这样你也不会完全被不好的检查结果牵着鼻子走：

◎ 我们周围的社交网络有多稳定、多良好？

◎ 我们能够并且想要承担多少？

◎ 我们重视哪些文化和家庭观？

◎ 我在孕期能得到良好照顾吗？

◎ 我们的生活中有空间能够满足宝宝的特殊需求吗？

◎ 我们有做好跟一个有残疾的宝宝共同生活的准备吗？

◎ 妊娠中断有可能发生吗？尤其是出现异常结果后。

咨询服务

人类基因咨询

人类基因咨询的目的是查找出宝贝身上个体疾病的可能性。如果家族里有较多残疾或重病患者，或者你已经有一个患病的孩子，则推荐你做该项咨询。如果女性因为生病而长期服药，而这种药又恰好对孩子有副作用，则需要寻求这方面的帮助。还有个别情况是，父母双方都在充满化学物质或辐射的工作场合办公，那么双方都应该去咨询一下。

在判断遗传概率时，从亲属那里得来的现有信息以及你做附加检查时得出的医学结果都可作为依据。你的顾问会告诉你要借助什么手段找出残疾或疾病，可能的话，还会采取处理办法。

一旦你的结果异常，如果你觉得有必要，或许可以在下一次到咨询机构检查前，跟中介预约一个心理社会学的咨询。当然怀孕前做是比较有意义的。

咨询服务的补充

个别情况下，人类基因咨询是有意义的，但并不是非常迫切的需要。个别情况包含如下：

◎ 决定做产前检查前（产前诊断）

◎ 未能实现有宝宝的愿望

◎ 孕期服药或受到辐射，家族中癌症病人增加

以下情况建议做咨询：

◎ 近亲结婚

◎ 有充分理由怀疑孩子有危险的基因综合征

◎ 孕期产检时有异常结果（比如羊水穿刺后发现病态染色体）

◎ 已知家族中有染色体异常问题

◎ 重复流产

◎ 如果宝宝需要对成年以后才发

生的疾病做疾病评估

心理社会学咨询

对于准父母来说，除了医生和助产士，还可以从其他途径获得咨询和帮助。如果你一直要应付新的生活情境，如果它带给你的是不安、恐惧、疑问和疲于奔命的感觉，你就可以求助于怀孕咨询机构。你可以自己决定要谈论什么话题，以及对此话题的深入程度。心理社会学咨询的范畴不外乎你的个人情境。除了人类基因咨询和产前医学咨询以外，你有权在实施产前诊断方法的前、后、中期，再加一个心理社会学方面的咨询。该咨询是免费的。如果你考虑做产前诊断，可以在这类咨询机构进行个人定位并了解相关信息。譬如以下问题就可得到解答：

◎ 产前诊断有哪些方法？

◎ 产前检查应该在什么时候或者在第几周进行？

◎ 为什么检查是有意义的？

◎ 检查会有哪些效果？

◎ 我们最想知道的是什么？

◎ 如果结果异常，我们该做些什么？

◎ 残疾孩子对我们的生活意味着什么？

所有作为准父母的你所关心的，都可以跟顾问们交流，甚至有可能是针对产前诊断的不同观点。有足够的时间让你们探讨其中的矛盾。接下来再次进行咨询，可以用另外一种视角或是保持一定的距离来观察你的情境。咨询能帮助你找到正确的解决方案，即使在将来也是受用的。可以说，心理社会学咨询：

◎ 是对准父母免费的咨询，围绕着即将成为父母的诸多问题

◎ 与你的生活相融合，帮你做出决定，也涵盖了产前诊断范畴

产前诊断

非侵略型方法

产前诊断方法分为侵略型和非侵略型。前者至少会对身体产生干涉，后者通常结合监控器，通过统计学的高级运算得出基因方面疾病的概率。

颈项透明层厚度测量

该项超声波检查测量的是宝贝颈部无回声的区域（黑色区域）厚度。它反映了颈部皮肤和皮下组织之间或多或少产生膨胀的液体边缘，每个宝贝都有，本身并不表示有疾病。通过该数值，再结合你的年龄和其他指标（包括血液值和其他超声测量结果），可在第 12～14 孕周计算出三种常见染色体疾病的概率：21-三体细胞（唐氏综合征）、18-三体细胞（爱德华兹综合征）、13-三体细胞（Patau 综合征）。颈部褶皱"增厚"可能是染色体异常、心脏缺陷或其他非染色体疾病的信号。不过你必须知道一点，即使是完全健康的宝贝，也可能出现颈部褶皱增厚的现象。它并不是证明有病，同理，"正常"的颈部褶皱也不能完全证明宝宝是健康的。该检查的结果仅仅只是表明概率。

颈项透明层厚度测量是测量颈部褶皱，即两个十字之间的黑色缝隙。

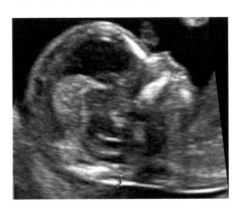

精细诊断——"器官超声波"

通过孕 19～22 周的高分辨率超声检查可以判断宝宝的生长情况、器官发育情况和营养供给情况（最后这个需借助多普勒超声成像）。这时可诊断出出生前的大部分畸形。以下器官的形态和发育将得到检查：

- ◎ 头部、脸部、大脑、颈部、脊柱、手臂、腿部、手和脚
- ◎ 腹部、腹壁、横膈膜、胃肠系统、肾脏和尿道
- ◎ 心脏（心回波描记）
- ◎ 性器官

多普勒超声

多普勒超声可检测宝贝血管、脐带、子宫动脉的血液流通并分析血流模块。借此可识别干扰宝贝生长的风险因素以及女性因怀孕所得疾病的发展状况。

血液检查

针对个体得 13、18 或 21 三体细胞综合征的概率，可在相对更早的孕期通过非侵略型手段测得。包含以下方式：

- ◎ 考虑或不考虑颈项透明层的孕早期监控
- ◎ 三重检验（检查三项血液指数）
- ◎ 四重检验（检查四项血液指数）
- ◎ 考虑或不考虑颈部褶皱测量的整合监控（五项血液指数）

医生通过这种生物化学性测试确认女性血液中甲胎蛋白（AFP）和各种激素如黄体酮、HCG、雌三醇的浓度。这些数值跟你的年龄及以往健康史有关。检查结果会告诉你个体染色体异常的概率是高于还是低于该年龄段孕妇的平均水平。遗憾的是，不准确的数据、双胞胎妊娠、血液、吸烟和极端体重等因素经常导致错误的结果。

经母体血液的染色体测试

在测试过程中的血液检查。通过母体血液得出宝贝的遗传物质，将在未来替代羊水检查。

侵略型诊断方法

绒毛膜试验和羊膜穿刺术都属于侵略型产前诊断方法，意味着它们都会对身体进行干涉。这两种方法都是为了检查出遗传物质在染色体上的偏差。尤其是发现与正常染色体序列之间的数字偏差，如 21- 三体细胞（唐氏综合征）。两种方式下，对人体干涉所导致的流产风险为 0.3%～1%。

绒毛膜试验

绒毛膜试验只在孕 12 周起才可进行。为了从胎盘初期提取组织，医生必须用一根针管从腹壁或阴道插入到胎盘所在位置。为了不发生事故，尤其是为了不伤害到宝宝，这一过程会在超声波的监控下进行。

提取的组织会送到研究室分析。24～48 小时后就会出具第一份临时性结果。长期结果需要两到三周后才会有，而其中 80%～90% 都印证了第一

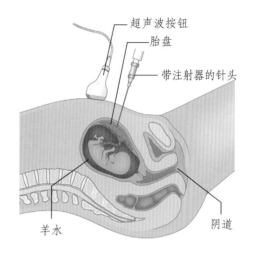

做绒毛膜试验时用针管从胎盘上抽取组织。

次的结果。

羊水穿刺术

羊水穿刺术在孕 15 周以后可以做。这里也是要用一根针管经腹壁插入到子宫——当然会是在超声波仪的监控下。医生从胎盘中抽取 10～15 毫升的羊水。羊水中包含的宝宝细胞可

用于染色体分析，结果约两周后产生。如果你额外申请了染色体偏差的快速检测（FISH Test），则针对最常见染色体异常的第一次快速结果在 24 ~ 48 小时后就能产生。该测试需父母自费。三体细胞能看得很清楚，长期结果也会印证 80% ~ 90% 的初期结果。

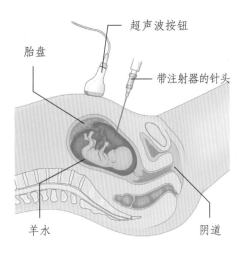

超声波按钮

胎盘

带注射器的针头

羊水

阴道

针管插入到胎盘，以便获取羊水。

做完侵略型检查以后

做完侵略型检查以后，你至少要在诊所里待半小时。

◎ 建议在检查当天以及后一天待在家里。需大多时候呈平躺状态休息。检查当天及后一天避免繁重的体力活（运动、抬重物、频繁上楼梯）。如果你是在职状态，请让医生开一份这两天的无工作能力证明。做完穿刺后的一到两天还要找医生做个监控检查。

◎ 如果你做完穿刺后有或怀疑有破水、出血症状、下腹剧烈疼痛或有其他疼痛，那你一定要去看医生，寻求医院帮助。如果术后没有任何不适，那你一星期后就可毫无顾忌地重新开始体育锻炼了，或者性爱也可以——除非医生给了你其他建议。

产前诊断

异常结果

如果你要求做一项产前诊断，那么在检查的前、中、后期，可能会出现显著的伴随现象，甚至是异常的结果。在许多时候，你需要在孕期生活面对强烈的不安、道德上的冲突和压力，并需要紧急做出决定。如果你需要帮助，请找你的医生和助产士！医生会告诉你心理社会学咨询方面的信息（见92页），并在你的同意下联系孕期咨询机构。

如果染色体异常在一定程度上有损健康，那么孩子的个体发育状况大多时候只有出生后才能判断。你可以去咨询针对残疾宝宝父母的援助机构，以及其他机构。

以上也适用于当你考虑终止妊娠的情况。

产前治疗

通过超声检查可确定营养物质缺乏及供氧缺乏的宝宝何时为最佳出生时间。但是对于大多数疾病，出生前都不可能采取治疗，或者说没有必要。对于先天畸形的宝贝，重要的是必须尽快做手术（如心脏畸形或腹裂），以便为分娩和之后的处理做最好的准备。极少数情况下，才有产前治疗的必要。

对严重贫血的宝贝，产前的一项重要处理是经由脐带进行输血。血型不兼容或者感染风疹有可能是贫血问题的成因。如果是双胞胎，血管在胎盘中连通，则采用激光疗法。如果是心律不齐的宝贝，可以直接将药物注射到脐带血管中，或者你自己服药，再通过胎盘输送给宝宝进行治疗。如果感染风疹，通过可靠的产前诊断可以避免不必要的妊娠中止。母体内的宝宝可能发生的疾病，一年比一年多。但是要求打开胎盘进行人工干涉手术的成功概率非常有限。

妊娠终止

对准父母而言，与满怀期待的这个宝贝告别，是个艰难的事情。发现检查结果异常后，全德国每年有 3000 对父母选择终止妊娠。如果怀孕超过 12～14 周，可在医院进行终止妊娠的手术。妊娠超过 16 周需终止，不得采用局部麻醉或全身麻醉的方式进行刮宫或吸出，而必须借助催产素进行。

过程可持续几小时，甚至几天。根据病人要求，可提供镇痛药物。

如你需要帮助

如有需要，请让医生给你出具一份无工作能力证明。如果宝贝是早产，你的产假可从 8 周延长到 12 周。早产证明从诊所或医院都可以获得。但这段时间也不是非得要这个证明（雇主可开特例）。

你有悲伤的权利

你不是一个人走上这条路，有个值得信任的人陪着比较好。大多女性短时间内身体就能恢复好，但是精神上的创伤需要时间治愈。

产前诊断

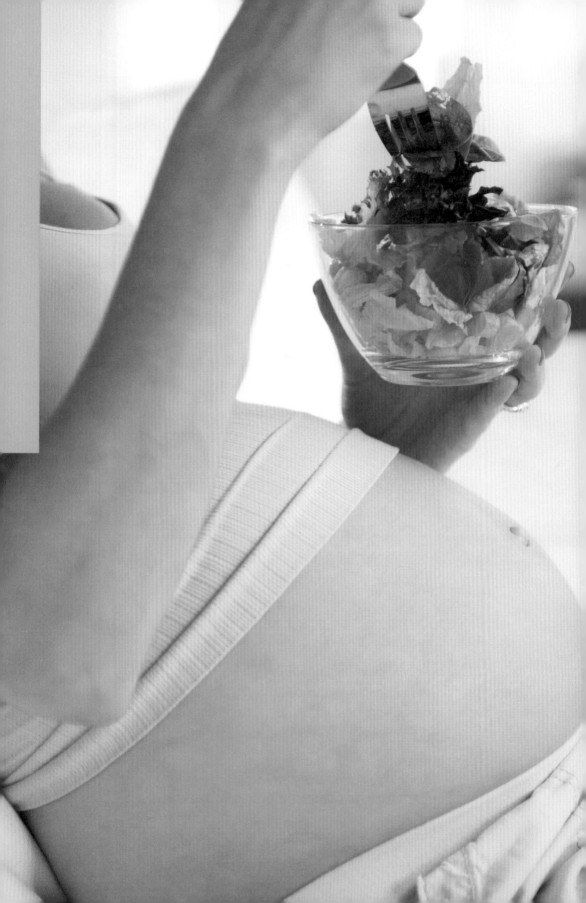

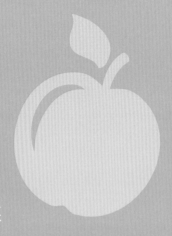

营养

及健康

你的生活健康吗？

怀孕不是病！如果你自认为很健康，那么你有很高的概率在孕期也过得充实而有活力。从现在起，关注健康的生活方式，多运动，均衡饮食，规律地休息。不健康的习惯请放一边——跟你的伴侣一起吧！

最重要的健康小贴士

- 戒烟和戒毒（吸二手烟也会伤害你和宝宝）
- 健康饮食，即使在嘴馋、没胃口或恶心时
- 每天喝2.5升水，喝不甜的水果茶或稀释后的果汁
- 尝试各种对抗恶心的方法
- 适度运动和锻炼
- 保持健康的体重增长
- 研究适合的解压方法
- 保持规律的休息

营养：什么东西吃了好？

为了孕期有良好的营养，你必须牢记以下生活智慧。"质量优于数量"，以及"不要想着吃两个人的份，而要从两个人的角度去考虑怎么吃"。

你的热量及营养需求每天只需增加约250卡路里，相当于一片抹了少量奶酪的全麦面包。在营养物质、维生素和矿物质方面略微增加的需求可通过健康、均衡、高质量的饮食得到补给。怀孕期间，激素平衡和新陈代谢会重新调节。你的身体会自动为高质量的均衡饮食以及充足的水分补给做出调节，以便从饮食中吸收足够多的重要成分。

你应该以新鲜烹饪的食物为主，吃大量新鲜的水果和蔬菜，这点很重要。高脂肪的食物、加工食品和快餐只能少量食用或避免食用。要多喝水。最好是喝白开水、不甜的水果茶，也可以喝稀释后的果汁。甘草茶虽然

也可饮用，但在孕 36 周前，要避免覆盆子茶和黑莓叶、西洋蓍草、马鞭草、小茴香、苦艾或斗篷草等制成的汤剂，因为它们可能引起宫缩或导致肌肉松弛。

针对孕期铁元素需求的少量增加，可补充瘦肉、绿色蔬菜（如卷心菜、羽衣甘蓝和菠菜），全麦制品和混合麦片也是理想的选择。因维生素 C 会促进铁元素的吸收，你可在每餐喝一杯橙汁。

想要吃得健康，你不必成为饮食专家：只要跟着感觉走。通常你的身体会直接告诉你它需要什么。如果你不放心，可以连续很多天记录下你吃的和喝的东西。医生或助产士会以此为基础给你建议。

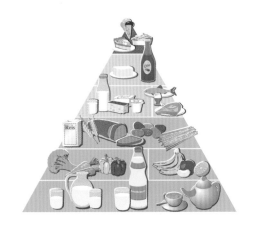

大量绿色食物、少量黄色、极少的红色食物对你和宝宝都好。

健康的饮食计划

每天你应该吃三份蔬菜或豆类，两份水果，以及丰富的土豆、面包、面条或粗粮（四份）。所有食物都放橄榄油或菜籽油，并在沙拉上撒上坚果，这样你就能获得足够的不饱和脂肪酸。奶制品也可每天食用。肉类和鱼类每周吃一到两次，甜品和蛋糕只可在特殊的时候享用。

其他重要事项

建议在怀孕的头三个月每天摄入 0.4 毫克叶酸。

德国作为碘缺乏地区，每三个成年人就有一个有缺碘症状，所以每天的饮食中补充 0.1 ～ 0.2 毫克的碘很有必要。但服用以前需弄清楚，是否有可能导致甲状腺疾病。

营养及健康

风　险

怀孕期间如果你觉得有食欲、有胃口，是可以吃东西的。但你要特别注意保护自己，因为食物中的细菌感染可能会伤害到未出生的宝宝。

李斯特菌

李斯特菌是一种细菌传染性疾病，通常无害，但却会伤害腹中的宝宝。李斯特菌可能会附在生的、未加工的食品上，潜伏期间继续繁殖。

预防措施：

◉ 沙拉最好自己做，确保彻底清洗。不要买做好的生菜或莴笋，因为在把它们切小时，李斯特菌会进入沙拉里，即使在放入冰箱后也能繁殖。

◉ 不要吃生奶酪，在吃奶酪前把外皮切掉。

◉ 不要吃生肉和长时间储存的熏鱼。

弓形虫病

弓形虫病是动物传播给人的，主要是感染了病菌的猫粪。感染源不光存在于猫厕，还在植物性食物、花园和土壤中，以及其他动物身上。如果你生吃它们的肉，病菌就可能传播给你（见 129 页）。

预防措施：

◉ 请用70摄氏度以上的温度烹饪食物。绝不要直接用微波炉加热冷冻食品。

◉ 彻底清洁蔬菜水果、餐具和厨房工作台。

◉ 做饭前后都要记得仔细洗手，尤其是处理生肉或生鱼后。

◉ 不要将黏附着泥土的食物（如土豆、胡萝卜、甜菜等）与其他食物一起保存。食用前要特别将它们在流动水下进行彻底清洗。

其他危险源

接下来几个月，你要避免重金属、奎宁和咖啡因等兴奋剂以及过量服用维生素 A。这样你才能确保宝贝健康，生长不受干扰。

◎ 许多鱼类都含有汞，如鳗、庸鲽、梭子鱼、章鱼、泥鳅、金枪鱼等，野味里会含有铅。

◎ 维生素A在孕期虽然对宝宝的细胞、组织发育，尤其是对肺部发育很重要，但过量服用却会伤害到宝宝。所以在孕早期（第一孕程）你最好不要吃肝脏，并且少吃其他含维生素A的食物，其中包括奶制品、蛋黄、绿叶蔬菜。头三个月过后你又可以重新开始吃肝脏，但一周不要超过一次。

◎ 除所有热量高的饮料，如柠檬水、可乐和浓缩果汁，你也要避开含有奎宁的止渴剂，如柠檬啤酒、奎宁水等。高剂量的有效物质奎宁可能造成新生儿的上瘾症状。

◎ 大量咖啡因（300mg以上，也就是多于三杯咖啡，或六杯红茶）可能伤害你的宝宝，因为会收缩宝宝的血管，影响铁元素的吸收。因此，请在怀孕期间控制咖啡和茶的饮用量。可乐和功能饮品的咖啡因含量等同甚至高于普通咖啡。

◎ 正常情况下，除了碘和叶酸，你并不需要其他的营养补充剂、额外的维生素和矿物质。

重点提示

你需要避免的食物

有个别食物，正如我们上文提到的，达不到预防李斯特菌和弓形虫病的较高卫生要求。首当其冲的是生的、风干的、未充分加热的香肠、肉类和奶制品。

◎ 生的海鲜如牡蛎、寿司、熏鱼等

◎ 冷冻的熟菜，如蛋制品、禽肉或海鲜

◎ 未经巴氏灭菌的奶制品、如软奶酪、羊干酪、乳清干酪、松脂、蓝纹奶酪等

营养及健康

体重变化

个人的体重，以及怀孕期间体重的变化，是许多女人的重要课题。但在医学顾问眼里，绝对的体重增加远不如孕期体重的大幅度波动重要。一个娇小、苗条的女性体重的增加幅度可能会超过一个本身就超重，但从怀孕初就注意健康均衡饮食的女性。

遗憾的是仍然不断有一些所谓的健康表，给你列出"体重健康增长"的精确建议，并基于此给你提供指导。这些数据并没有科学依据。即使你的体重变化超出这些建议范围，也是能生出健康宝宝的。

接下来几周，你的体重可能会比最开始明显增长。许多增加的体重，尤其是孕早期，主要是以液态形式储存的羊水和血液，这是胎盘和宝宝极度依赖的。其他的体重数也不单单来自于宝宝。你的身体也需要这些自重来支持宝贝的生长发育。

怀孕之初，若体重正常，不论对母亲还是对宝宝都是最有利的状况。体重超标的女性更容易有高血压和妊娠期糖尿病的问题，也更常采用剖腹产手术。怀孕期间营养不良同样会对宝宝造成伤害。宝宝可能会早产或体重过低。

了解体质指数

体质指数（BMI）是现今用来确认体重过轻、过重或肥胖的最常用手段。它是反映体重跟身高比例的指数。BMI 指数在 25～30 之间视为超重，30 以上则视为肥胖。肥胖比超重的健康风险更大。

然而体重并不是衡量宝贝生长是否良好的标准，也不能反映宝贝是否长胖、长胖了多少。宝贝的体重取决于很多因素，出生前很难准确计算出来。有经验的助产士虽然可以通过摸你的肚子判断宝贝多大、发育是否良好，但是却没办法确认他有多重。即使是通过超声波检查结果的高等运算也极少能准确。

自己计算 BMI 指数

用体重除以身高的平方得出BMI数值：比如1.7米高的人，体重65千克，就用65除以2.89（1.7*1.7），得出22.49，是符合标准体重的。

类型	BMI(kg/m²)	结论
严重偏轻	16以下	
中等偏轻	16～17	体重偏低
轻度偏轻	17～18.5	
标准体重	18.5～25	正常
初级肥胖	25～30	超重
肥胖Ⅰ度	30～35	
肥胖Ⅱ度	35～40	肥胖
肥胖Ⅲ度	40以上	

建议的体重增幅

根据你的 BMI 指数，建议的体重增长幅度是不一样的：

- 如果你孕前体重偏轻（BMI 低于 18.5），那么你可以毫无顾虑地增重 12.5～18 千克。
- 如果你孕前体重正常（BMI 18.5～25），则健康的体重增幅为 11.5～16 千克。
- 如果你孕前体重偏重（BMI 26～29），那你的增重幅度不能超过 7～11.5 千克。
- 如果你孕前已经是肥胖人员（BMI 大于 29），则体重的健康增幅为 5～9 千克。

这些数值仅作为一个大致的依据。有的人在怀孕初期因为恶心和缺乏食欲体重反而会下降，随后体重一点点增加而导致头 20 周体重增幅明显的情况是很少的。

怀双胞胎（增加 15.5～20.5 千克）和三胞胎（增加 20.5～23 千克）的孕妇，平均体重增幅要高些。

身体护理

牙齿和牙龈

孕期激素变化也会影响口腔组织。牙齿和口腔黏膜严重充血并变得松弛。通常的后果是：牙龈出血和牙齿松动。唾液的增加会滋养细菌，从而导致牙龈发炎。这一问题是必须要处理的，因为有早产的风险。

无论如何都要抽出时间看牙医，绝不能忽略口腔卫生。最好是在怀孕七八个月的时候拜访牙医，并告诉她你怀孕了。孕期不建议做 X 光、拔牙或补牙。通常可以用临时的塑料物质填充牙齿或等到断奶后再进行更复杂的处理。如果在处理过程中确实有必要做麻醉，你的医生会选择一种伤害最小的制剂。

你的伴侣也要重视口腔的护理，有龋齿要进行处理，防止细菌传播给宝宝。

牙齿护理的建议

规律而彻底的牙齿护理在现阶段尤其重要。不要让那句老话"生的孩子越多牙越少"成为你的写照！

- 每天要刷两次牙（最好是餐后）。
- 如果刷牙时牙龈出血，用电动或软毛牙刷轻柔按摩。如果感觉不舒服，就只用指尖，刺激血液流通。
- 永远从牙龈方向往牙齿方向刷。
- 每天用牙线或较软的小刷子清理齿缝间的区域。
- 如果无法刷牙，就嚼口香糖（无糖的）。
- 可让牙医推荐配方精简的漱口水。
- 不要在呕吐后直接刷牙，因为酸性物质会腐蚀牙齿。改用温水或牛奶冲洗口腔，之后再用一把软牙刷比如儿童牙刷轻轻刷一下。

健康的皮肤

现阶段如能安排充分的护理，受益的可不只是你的皮肤。请每天留出足够的时间来享受这一过程，利用这时间归于宁静，放松自己。

皮肤护理

⊙ 请使用通过过敏性测试的化妆品。

⊙ 洗衣服时请使用温和的洗涤剂，不要用柔顺剂。

⊙ 为了保持良好的血液流通，请有规律地给腹部和乳房做轻柔的按摩，但是要避开乳头。

⊙ 如果是在阳光下，或者你的皮肤容易长色斑，请每天使用防晒系数至少为15的防晒乳。嘴唇也不要忘了防晒。不要去晒日光浴！

⊙ 孕期不要再去做新的文身和穿刺，会有较高的感染风险。

⊙ 慎用香水！你的身体反应跟孕期不一样了。

⊙ 不要使用含有维生素A的抗皱霜。

⊙ 尽管妊娠纹的出现几乎无法避免，但还是要给肚子增加特殊护理：每天使用杏仁油基底的温和乳液涂抹在肚子上。

健康的头发

孕期雌激素的增加会减少头发脱落。因此你现在的头发会比孕前要多，发型更饱满。但雌激素对每个人的影响是不一样的，有的人的头发在孕期可能会更干、更枯。

头发护理

⊙ 用橄榄油护理头发可改善干枯的发梢：用橄榄油按摩发梢和整根头发，然后用温热的毛巾包裹起来，保持一小时，再用水彻底地冲洗。

⊙ 避免使用热的吹风机、夹板和卷发器。自然风干头发，或者把吹风机调到微热挡位。

⊙ 不要使用染发剂。其中包含的大量化学物质会一点点地通过头皮进入血液循环。发型师会劝你别染发，或者只让你染小股头发。

⊙ 这样的发型在产后3~5个月将再度跟你告别。这段时间会出现脱发现象。之后，头发又会按照之前的生长周期重新长出来。

111

体育运动

如果健身和运动可以给你带来快乐，那么你可以认为，它是你和宝宝最佳的分娩准备。

适度的训练：对母亲有好处

说孕妇要被保护起来，这话已经过时了。正好相反，通过适度的体育运动而创造的一个健康、流动的孕期能让你身体舒适，心理平衡，自我感觉良好。能激活身体功能的激素的释放，比如内啡肽，甚至能让你情绪高涨。你可以在自然的范围保持体重增长，改善身体条件，使其变得更有力量——这对分娩都是极有帮助的！

适度的训练：也对宝宝有利

体育活动对宝贝也是有好处的。他能获得更多促进新陈代谢的氧气。内啡肽这时也能让宝贝觉得舒适。他会安安静静地在肚子里晃动。

耐力训练

即使你没有运动习惯，也建议你一周锻炼 3 次，每次 15～20 分钟。这些运动可在第二孕程增加到每周四五次，每次 30～40 分钟。如果你习惯了适度的力量练习，可以转向器械训

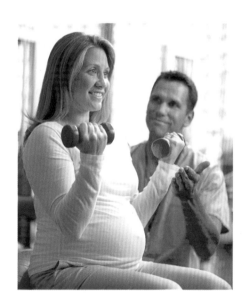

即使只是习惯于轻量练习，在孕期对你也是有帮助的。

练，自由选择重量。多次重复的低负重练习是个很好的过渡。通过舒展运动、足够的热身和阶段性休息，你的力量和灵活性都会得到改善，有助于减轻体重增加和身体重心改变所带来的压力。不要忘记，休息和运动要穿插进行。每天至少两次放松也是好的，哪怕只是踮起脚尖。

适宜的运动方式

如果怀孕期间没遇到什么问题，推荐你尝试以下运动方式：

- ◉ 不受限制（心跳不超过130次/分钟）的有：慢跑、散步、不超过2000米海拔的越野行走、骑车、体操、跳舞、瑜伽、水温不低于20摄氏度不超过35摄氏度的游泳。
- ◉ 可允许但需控制在最高负荷以下：跑步、划船、滑雪（不超过1500米海拔）、网球、壁球、羽毛球、乒球、帆船。
- ◉ 孕16周前有条件许可，因有倾覆危险：滑旱冰或直排溜冰。
- ◉ 不建议：骑马、滑板、集体项目和竞技项目（球类、柔道、剑术）、有很高倾覆风险的运动（水上滑板、冲浪、器械体操）、超过2000~2500米海拔的登山、马拉松、铁人三项、潜水、跳伞或蹦极。

谨遵医嘱的运动

有些情况下，在开展规律的体育运动前首先需要跟医生或助产士进行沟通。尤其是当你：

- ◉ 胎盘较低
- ◉ 有出血症状
- ◉ 怀有多胞胎
- ◉ 之前怀孕早产过或跟早产抗争过
- ◉ 有高血压或其他心脏循环疾病

营养及健康

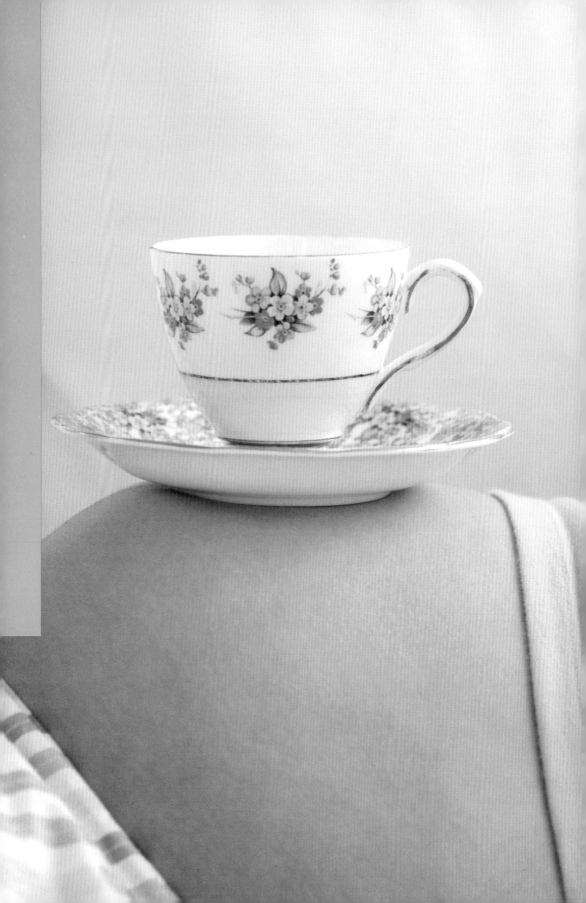

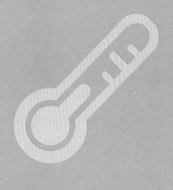

怀孕带来的辛苦

和特殊状况

辛苦和疾病

药物和辅助

大多数女性都希望在怀孕期间尽可能地杜绝药物，因为她们不想给宝贝造成无意的伤害。但如果你生病了，也不要过多地忍受。未经药物处理的慢性病或高烧型传染病造成的伤害大多都比医生开的短期药物更大。

即便大多数药物不能充分检验是否可能产生副作用，还是有些药物经过了相对仔细的检验，证实它的使用基本不会造成令人担忧的后果。请在服用所有药物前，包括维生素片，找你的主治医生或助产士咨询一下，是否可以毫无顾虑地使用。

因为担心副作用，许多孕妇会选择替代医学的物质和治疗方法。然而这其中的许多方法都没有科学依据。从生物成分萃取的药物（中药）在孕期也并不比合成的药物更无害。

每天多休息

怀孕期间你身体和精神所感受到的巨大变化可能会让你感到困扰，有时还会出现不适症状。只有少数女性能在整个孕期一身轻松。尽管会有翻来覆去的折磨，但许多不适都可以通过日常休息或放松练习得到明显缓解。

根据经验，一次鼓励的对话通常就能帮到你。你有必要想一想你在家务（如采买）、职场或伴侣关系中需要哪些支持。你所有的义务和要求本身都不能全部依靠你自己的力量。太大的压力会增加你的不适，最糟糕的结果是导致你提前宫缩。

总而言之，请保持规律的休息，因为这也属于你孕期产检和分娩准备的个体部分，让你能更好地照顾宝贝和你自己。

孕期烦恼清单

眼睛干涩和视力变化

症状: 发痒、灼热、视线模糊。

成因: 上一阶段的激素调节可能导致暂时性的视力减退。通常产后会恢复正常。眼泪的分泌也会减少。

温和自疗: 提高居住环境的空气湿度,理想情况是 55% ~ 60%;避开有空调和暖气的房间;吸烟也会刺激韧带皮肤,使眼部干涩情况更严重。

看医生: 如果孕 26 周以后出现眩光、视力强烈减退和头痛,请立即去看医生。这是疑似妊娠中毒。

分泌物

症状: 阴道分泌物带来瘙痒、疼痛或异味。

成因: 怀孕期间腺体比以往更活跃,阴道强烈充血,会分泌更多液体。因此分泌物增加,变得更稀薄是正常的。

温和自疗: 创造 pH 值为 4.0 的健康阴道环境,因为它能抑制有害菌的生长;不要用阴道洗液或私处洗剂;穿纯棉内裤和宽松的外裤。

看医生: 如果分泌物呈绿色或白色,黏性发生变化,开始散发异味,并且私处发痒,则需要去看医生。有可能是阴道感染。

腰痛和坐骨神经痛

症状: 孕 18 ~ 24 周腰部和骶骨有类似肌肉疼痛或肌肉拉伤的感觉,如果疼痛辐射到腿部,有可能是坐骨神经痛。

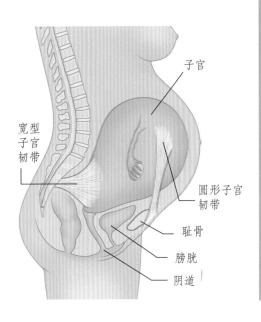

子宫

宽型子宫韧带

圆形子宫韧带

耻骨

膀胱

阴道

子宫上的大型支撑韧带在怀孕期间拉伸,感受到张力,导致疼痛。

成因：子宫变大，把支撑韧带拉扯到骨盆区。

温和自疗：泡热水澡，放个热水瓶在背部，用温和的杏仁油在背部下方区域按摩，做瑜伽。

避免：穿高跟鞋。

看医生：如果疼痛伴随子宫痉挛、腹泻、呕吐和发烧，就需要去看医生。

胀气

症状：肚子鼓起（"胀气肚"），放很多屁，通常发生在怀孕初期。

成因：孕期黄体酮增加激发肠道惯性。

温和自疗：茴香、薄荷、兰芹子、八角等可以缓解症状；或者用热水瓶、轻柔地按摩或运动来纾解。

避免：吃碳酸、豆荚、卷心菜和葱，直到症状改善。

乳房压力

症状：一边或两边乳房有尖锐的或拉扯式的痛感，有时触感更强烈。

成因：乳房胀大通常伴随着不舒服，有时还会有轻微的压力感。大多数症状在怀孕 12 周以后会消失。

温和自疗：乳房凝胶（用两张吸水纸蘸上凝胶涂抹，停留在乳房上 20 分钟），或用温热的薰衣草油；用杏仁油小心、轻柔地按摩。

避免：太小的文胸。

痔疮

症状：肛门附近发痒、压迫感、便血或血管潮湿。

成因：不断变大的子宫和增加的血容量压迫肛门处的血管，使它不能放松和扩大。激素促成的肠道惯性增加了这种压力，形成血液填满的死结。

温和自疗：涂抹止痒药膏（含金缕梅、洋甘菊、金盏花等成分）；每天用栎树皮进行 15 分钟坐浴；用装满冷水的安全套降温；用生土豆片敷 20 分钟；保持规律的排便。定时到空气清新的户外活动也是有帮助的。

避免：吃太多甜食；缺乏运动。

孕期出血

约 1/5 的女性孕期会经历轻微出血。怀孕之初因胚胎着床进入子宫黏膜而产生的出血是无害的。着床发生在末次月经后的三到四周。你会在内裤上发现一些轻微的血迹。也并非孕 12 周内的所有出血都会导致流产。

孕初流血的成因：

○ 某些组织的脱落，无害

○ 胎盘位置低，慢慢往上生长

○ 宫颈或阴道感染

○ 因性交或阴道检查导致的接触性出血，因怀孕时宫口处的组织严重充血而容易出现这种状况

当发现轻度出血时，最好当天就去看医生。她会检查是什么原因，并且从各方面安慰你。

如果感觉到下腹部疼痛和痉挛，并发现浅红色血迹，这时就要赶紧确认，你的怀孕状况是否还正常，宝宝是否安好。

这时请立即去医院，做个超声波检查，如有必要，确认下激素水平。即使是怀孕后期有出血，也要立即做超声波检查。

怀孕后半程出血的成因：

○ 前置胎盘：胎盘位于宫口附近或宫口前

○ 胎盘暂时脱落（部分或者全部）

○ 封闭子宫口的血块溶解，也就是所谓的见红

如果你是前置胎盘，在严重出血后宝宝和你都状态良好，医生有可能会建议你在医院待几天进行观察。即使在家里，你也要爱惜身体，不要发生性行为，安心待产。

频繁被动排尿

症状： 突然而强烈的肠痉挛，伴随着被动排尿。

成因： 生长中的子宫压迫膀胱。因膀胱的肌肉系统受激素影响变得更松，所以在咳嗽、大笑或者走路的时候可能会不自禁地有小便出来。此外由于骨盆区域充血严重，会刺激肾脏活动以及尿液的分泌。

温和自疗： 白天至少喝两升水。每天做盆底肌练习。

看医生： 如果排便引起疼痛和灼热感，怀疑是尿道感染。

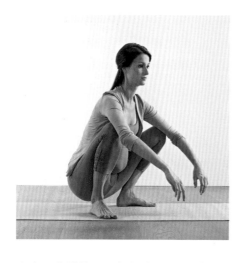

盆底肌力量练习：慢慢地垂直下蹲，试着抬起脚跟。保持几个呼吸。

皮肤变化

症状： 皮肤长斑、长痘。

成因： 黑色素增加导致乳头处皮肤色素沉积，也包括肩膀、生殖器和肛门处。肚脐至耻骨之间的黑线以及脸上的蝴蝶斑也很常见。

温和自疗： 擦防晒霜（防晒指数15或以上），穿防晒衣。

避免： 阳光直射，日光浴。

心悸

症状： 脉搏加快到每分钟90次以上，从胸部到颈动脉都能感觉到，称为心悸。

成因： 血容量增加了40%，所以心跳更有力且更快，感觉起来就是更强烈的心悸。这在孕晚期躺在床上时更常出现。

温和自疗： 多休息，保持左侧卧。

看医生： 心律不齐或心跳过速时要看医生。

潮热

症状：突然或一时感觉到从脖子、头部或胸部散发的热流。

成因：新陈代谢和血液循环增加。

温和自疗：多喝水；用冷水淋前臂；穿纯棉的薄衣服，如有必要，请减少衣物。

避免：茶多酚、咖啡因；房间过热，衣服不透气；辛辣刺激的饮食。

瘙痒

症状：皮肤上感觉不舒服，让你忍不住去抓、擦或压挤。

成因：皮肤膨胀、干燥，激素变化，胸部、拱起的肚子以及腹股沟以下皮肤褶皱内大量出汗；大多发生在孕22周以后。

温和自疗：使用 pH 值中性、无香料的沐浴露，以及含有尿素成分、滋润的乳霜；用海盐或油有规律地沐浴；用冷却的红茶擦拭。

看医生：如果剧烈瘙痒，或皮肤长疹子，则可能是得了需要治疗的疾病。请跟医生说清楚。

腕管综合征

症状：手指发痒，手部疼痛和麻木。

成因：前臂、手部和手指的水肿导致手关节处的腕管隆起，压迫里面分布的神经。

温和自疗：晚上睡觉时垫块护垫（必须遵医嘱），抬高前臂和手的位置；用冷水或热水袋从手部朝肘部方向移动；服用维生素 B6。

避免：打字时手部过度劳累；驾车或背包时长时间弯曲手指。

头痛

症状：头部单侧或两侧疼痛，痛点在额头、太阳穴或后脑。怀孕第一个月时比较常见。

成因：激素调节，血容量增大，鼻塞，疲劳或颈部紧张。

温和自疗：运动，多喝水，瑜伽，放松，按摩颈部和肩膀；找经验丰富的技师进行针灸。

看医生：怀孕后半程时，如有强烈、持续的头痛，伴随着恶心，就要去看医生。

静脉曲张

症状：静脉明显突出、蜿蜒，呈淡青色。

成因：血容量增加，身体组织受孕期激素影响而变得松散。血管扩张导致把血输回到心脏的血管（静脉）阀门不能正确闭合。如血液淤堵在静脉中，就可能导致静脉曲张或称蜘蛛状血管病（皮肤下细小的淡青色血管）。

温和自疗：腿部抬高，晚上也是；促进血液流通的脚部和腿部动作；游泳；镇静乳霜或药膏；有必要的话，根据医生建议或个人需求穿戴静脉曲张袜。

避免：日光浴、桑拿和热水浴。

疲劳

症状：筋疲力尽，极度困倦；常见于怀孕第一个月时。

成因：激素调节，新陈代谢变化，低血压。

温和自疗：在新鲜空气下运动；用迷迭香精油涂抹或入浴；冷热水交替沐浴；保持睡眠充足、午睡和瑜伽。

避免：持续疲劳（怀疑缺铁）。

流鼻血

症状：鼻子流出血来。

成因：激烈的叫嚷或者打喷嚏。

温和自疗：用海盐喷雾（不含防腐剂）或润鼻油润湿鼻黏膜。多喝水。

看医生：频繁流鼻血时，或者还伴有蓝色斑点，需看医生。

水肿

症状：小腿、脚、关节、手、手指，有时脸上会肿起或有压迫感。

成因：准妈妈在孕晚期有 75% 都会有这种体内液体的增加和堆积。

温和自疗：营养充足，蛋白质充足；吃不放盐的食物，多喝水、多休息和放松；抬高腿部——晚上睡觉时也是。

看医生：如水肿伴随着其他症状，如先兆子痫（见 126 页），比如出现头痛或尿蛋白，就要看医生。

背痛

症状：腰椎、骨盆处疼痛和发炎。

成因：激素水平变化、宝贝长大使支撑的骨盆韧带变得松弛；身体重心可能发生变化。

温和自疗：运动，瑜伽，热水浴或用热水瓶（水温不超过 37 摄氏度），用温热的精油在背部上方区域按摩。

避免：穿高跟鞋，长时间站立，抬重物。

看医生：背痛伴随着骨盆方向的撕拉感和痉挛（提前宫缩），就要去看医生。

失眠

症状：夜里频繁醒来；入睡困难。

成因：孕晚期想到你即将面临的变化，肚子大了导致尿频，宝贝晚上活跃等，是影响睡眠的最主要因素。

温和自疗：傍晚散步；舒缓的沐浴，放松练习；放很多个枕头，找到舒服的睡姿。

避免：咖啡、红茶或可乐；晚饭大量进食。

孕期伤风

症状：鼻塞，或鼻黏膜不是因过敏和注射导致肿大。

成因：可能是激素影响。

温和自疗：用盐水或海盐喷雾（不含防腐剂）冲洗，练习瑜伽呼吸法。

看医生：如果打鼾、颈部发炎、失眠、口干或流鼻血的症状非常严重，就要看医生。

妊娠纹

症状：肚皮、臀部、大腿、肩膀、手臂、背部下方出现粉紫色的条纹和带状纹。

成因：大多是因为韧带组织天生较弱，当然也因为皮肤和韧带组织的膨胀。

温和自疗：体操，多喝水；游泳，冷热水交替淋浴——这些都能帮助血液流通。妊娠纹一旦出现，没有人能真正消除它。

避免：体重快速增长。

眩晕

症状：平衡失调，孕妇觉得摇晃或感觉要摔跤。

成因：低血压，受第一孕程血糖指数较低影响。身体中水分含量的变化和心跳频率加快也可能导致眩晕。

温和自疗：多喝水，少吃多餐蛋白质丰富的食物；剧烈头晕时，双腿又开，身体前倾，头埋在两腿之间；在户外新鲜空气下做体操。

避免：低血糖，缺水。

看医生：如果在第二孕程仍频繁出现眩晕（可能是贫血或高血压），需看医生。

胃灼热

症状：脖子处有灼热的痛感，胃部有压迫感或饱胀感，反酸水。

成因：当子宫朝上生长，胃部的压力就会增大，用于封闭胃部至消化管道的肌肉圈就变得比以前松弛。

温和自疗：咀嚼坚果、杏仁或燕麦片时慢点；喝一杯牛奶；躺在床上时把上身略微抬高。

避免：咖啡、浓茶、苏打水、豆荚、辛辣和酸味的食物。

恶心和呕吐

症状：恶心和呕吐，尤其是早晨，特别常见于第一孕程。

成因：可能是孕期激素人绒毛膜促性腺激素的作用，导致消化功能在一段时间内紊乱。社会心理学因素和免疫系统的变化也可能造成影响。

同情型妊娠——孵雏综合征

英国的一项大型研究显示，有五分之四的准爸爸都有孕期苦恼。据观察有疲劳、性饥渴、剧烈的情绪波动、平均体重增加4千克，个别男性甚至出现类似宫缩的腹部痉挛。11名研究对象需要采取医学手段进行干预。

专家把这种现象解释为进化生物学方面的残留。命名为孵雏综合征。科学家猜测，是孕妇的性吸引物散发出来，影响了准爸爸的心理和激素水平。科学家发现血液中的压力激素皮质醇和奶状的催乳素含量增加。宝宝出生后睾丸激素值下降。这种激素变化有助于增强新手爸爸的哺育行为，使他们在你怀孕期间与未出生的宝宝建立紧密关系，并在给宝宝打造小家时提供支持。

温和自疗：起床前吃一片烤面包片或干面包，小口喝牛奶，喝姜茶，吃维生素 B（请遵医嘱），针灸。

避免：强烈的气味，低血糖。

看医生：如连续不断地呕吐，就需要看医生。

便秘

症状：排便困难或次数减少（每周少于三次）。

成因：还是黄体酮和雌激素这两种激素使肌肉群松弛。这次是因为肠道肌肉群变得迟钝，所以容易引起便秘。

温和自疗：规律运动，碾碎的亚麻籽和酸奶及水果一起食用，多喝水、黄油牛奶，吃全麦食品、水果干，顺时针方向按摩腹部。

避免：服用泻药，灌肠，吃香蕉、巧克力和其他甜食。

上腔静脉综合征

症状：血压突然下降，恶心，心悸，眩晕。

风险：宝贝有缺氧的危险。

成因：当胎盘和宝贝在第三孕程长得太大，压迫腹腔，阻碍了血液到心脏的回流，就会出现所谓的"上腔静脉综合征"。

温和自疗：出现该症状要立即左侧卧；如果背部必须要靠东西支撑，则用枕头支撑上半身。

避免：平躺。

小腿肚抽筋

症状：小腿肚肌肉群不受抑制地收紧，不能自行放松。

成因：负担过重，贫血，静脉曲张，身体缺镁、钙和钾，都可能是原因。

温和自疗：按摩肌肉，冷热水交替沐浴，吃全麦和奶制品，吃绿色无公害蔬菜，吃去壳的杏仁、坚果，吃香蕉。

避免：高跟鞋。

牙龈出血

症状：牙龈比以往更敏感，很容易肿起并出血。

成因：激素调节增强了血液流通，使牙龈松弛。

温和自疗：用手指按摩，用软毛、小头牙刷刷牙，使用牙线，用鼠尾草茶漱口。

避免：酸的和糖分高的食物。

看医生：如果持续受牙龈出血困扰，就要去看医生。

感染和生病

过敏

症状：孕期受激素影响，鼻黏膜肿胀现象更严重。

疗法：用合适的抗过敏药，减缓痛苦。

风险：过敏性鼻塞孕期会更严重，但过敏性皮疹会改善。

预防：避免已知的过敏源；除了给宝宝哺乳至 6 个月，给他缓慢增加辅食并继续哺乳也能降低过敏风险。

贫血

症状：感到强烈疲劳和筋疲力尽，肤色很苍白，皮肤黏膜呈浅色；对疾病的抵抗力很弱；头晕，晕厥，呼吸困难；视线前方出现黑点。

疗法：如果血红蛋白（Hb）指数严重下降，补充铁元素；如果指数只是轻微下降，可以喝"铁元"。

风险：红细胞持续降低会引起血红蛋白缺乏，并导致贫血。含铁的血色素是母亲和宝宝供氧的必需品。

预防：你可通过食用糖浆、豆荚、绿叶菜、红肉以及大量维生素 C 来预防缺铁性贫血。

膀胱炎

症状：持续有尿意，小便时有灼热和痛感，血尿，发烧。

疗法：如果是细菌性感染，服用抗生素类如盘尼西林和红霉素等。

成因：激素影响导致的组织松弛增加了膀胱发炎的风险；细菌更容易通过尿道进入膀胱并进入肾盂。

风险：宝贝畸形或早产。

预防：每天要喝大约两升水；为避免肠道细菌引起的膀胱感染，请大便后从前往后仔细清洁肛门区。

高血压

症状：大多时候都不明显；有时孕妇会觉得轻微头痛；血压值超过 140/90mmHg。

疗法：血压值持续高位要请医生开药。

风险：胎盘内或母体器官上的血管发生变化。

预防：无法。

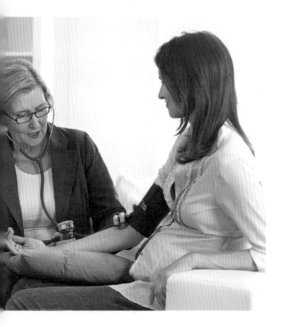

每次产检都会测量血压，以便早期就能发现高血压。

衣原体感染

症状：通常无痛苦；极少数会瘙痒，排尿疼痛，尿液偏黄。

疗法：对生病的孕妇及伴侣采取药物治疗，隔绝交叉传染。

风险：卵巢和输卵管发炎，不孕，输卵管妊娠，早产或畸形；宝贝出生过程中感染并由此导致眼睛和肺部炎症。

预防：检测是否有衣原体感染是常规产检的一部分；它是一种性传播疾病，所以使用避孕套是一种保护措施。

抑郁

症状：情绪持续低落，担忧，强烈的自我怀疑，不停地思考想象中的或者现实中的问题；精力不集中、睡眠障碍；没有动力，没有胃口和兴趣。

疗法：孕期抑郁症需采用心理疗法，有时需要服药。

风险：对于好玩的事物也是同样冷漠；有自残行为，同时也会伤害到宝宝。

预防：无法。

发烧和炎症

症状：体温超过 38 摄氏度，通常还伴随身体器官疼痛及头痛。

疗法：怀孕初期，体温不超过 38.5 摄氏度时，在家小腿湿敷，用热水泡澡，喝冰饮料，少穿一点。如体温超过 38.5 摄氏度，孕早期中期可服用 500 毫克扑热息痛，孕晚期可服用 400 毫克抗风痛。如果发烧超过两天，则必须找医生查清楚原因。

风险：无论是否发烧，严重感染都可能引发疼痛甚至是早产或畸形。

妊娠中毒

症状：水肿，高血压和（或）尿蛋白，腹部疼痛及恶心，多发生于孕28周左右。

疗法：成功的治疗跟休息密不可分，包括连续卧床及停止工作。更严重的情况是住院，对母亲和孩子进行严密监测，服药；也许会提前人工引产。

风险：如果发生妊娠中毒，甚至因痉挛而导致惊厥或失去意识，对母亲和孩子都有生命危险。

预防：休息；均衡、富含蛋白质及热量但不少盐的饮食；5%～8%的孕妇会出现妊娠中毒的状况。

HELLP 综合征

症状：头痛、眩晕、视力下降、恶心、呕吐、腹泻及上腹部剧痛——常位于右上方，在肋弓下面；血压很高（并非所有症状都同时出现）。尤见于第三孕程。

疗法：需入住有新生儿科的大型妇产中心进行密集治疗，母亲和宝宝都要进行药物治疗。

风险：肝功能障碍；凝血障碍，生命危险。

预防：原本没有任何预防措施。但是休息，均衡、富含蛋白质及热量且不少盐的饮食是有帮助的（其他建议请参考"孕期疾病"章节）；150～300名怀孕例子中，大约有1/3出现这一状况。

肝炎

症状：甲型肝炎（即甲肝）；甲肝或乙型肝炎（即乙肝）都会有头痛、没胃口及恶心症状；右侧肋弓疼痛。

疗法：母亲感染后需在产后12小时内给宝宝注射疫苗。孕期接触乙肝病毒可通过注射乙肝免疫球蛋白进行免疫。

风险：早产；有高风险会传染宝宝，尤其是在第三孕程，并且乙肝对所有新生儿和一岁以前的孩子都有一个慢性的传染过程。

预防：针对甲肝和乙肝进行免疫；经常更换性伴侣的人请使用避孕套；产检会有相关的文字内容告诉你如何避免。

生殖器疱疹

症状：第 2 型生殖器疱疹常见于阴茎、阴道和肛门区域；症状包括红肿、起泡、瘙痒和疼痛；初次感染会有淋巴结肿大和发烧现象。

疗法：抗菌药片，注射，药膏。

风险：母亲初次感染时有很高的风险会传染给宝宝；如果宝宝被感染，出生后通常会出现发烧、黄疸病、痉挛、脑炎和呼吸停滞等症状。

预防：增强抵抗力（饮食良好，睡眠充足，避免压力）。

HIV（艾滋病）

症状：艾滋病急性感染期的症状和流感类似；对艾滋病急性感染期的诊断在艾滋病抗体出现前只能通过聚合链酶反应（PCR）进行。

疗法：借助抗逆转疗法进行针对性治疗（药物）。

风险：削弱免疫系统；如果不治疗，很可能会传播给宝宝。

预防：HIV 阳性需采用药物治疗；分娩采用剖腹产，不哺乳，则传染给孩子的概率只有 5%；频繁更换性伴侣的人，使用安全套可防止传染；建议产检时做个血液测试。

李斯特菌病

症状：与流感症状类似，如发烧，肌肉疼痛，颈部和结膜发炎，恶心，腹泻等。但有时没有任何症状。

疗法：母亲和孩子都要使用抗生素治疗。

风险：早产或死胎；传染给宝宝有可能导致血液中毒或脑膜炎。

预防：不吃未加工的牛奶制品，吃干酪前要把皮切掉，不要吃生肉或长久储存的熏鱼；吃新鲜蔬菜或水果前仔细洗干净，肉要熟透。

阴道真菌感染

症状：重度或轻度瘙痒；灼热感；白色、碎屑状分泌物，性交时疼痛。

疗法：遵医嘱擦药膏或吃药。

风险：如不治疗，分娩时可能传播给宝宝并寄生在宝宝的皮肤黏膜上。

预防：不要用有塑料膜的卫生护

怀孕带来的辛苦和特殊状况

垫，而要用纯棉的。使用温水及温和的洗液进行私处护理。

传染性红斑

症状：脸颊通红，身上起成片的皮疹，低烧，疲劳，不舒服，关节发炎；25% 的受感染者没有得病症状；孕妇中的感染风险为 10‰。

疗法：生病的宝宝可通过肚脐静脉输血获得康复的机会。

预防：如果接触孩子的机会很大，可以做个血液检查看一下是否具有免疫力。同样，孕 20 周以前可以停止工作。

风疹

症状：发烧，脸部和身体上出现小红斑。

疗法：接触过感染者，可试着通过注射疫苗进行被动免疫，防止感染。

风险：畸胎；宝贝贫血症和腹腔积水。

预防：怀孕前后进行免疫，接触风疹后进行检查。

甲状腺功能障碍

症状：机能减退：身体虚弱，很容易疲劳，脱发，在饮食习惯不变的情况下体重增加。机能亢进：焦虑，腹泻，失眠，脉搏加快。

疗法：遵医嘱服药，孕期及产褥期提高甲状腺—血液值监测的频率。

风险：畸胎或早产，宝贝身体和大脑发育受损。

预防：甲状腺机能减退时要注意均衡饮食，补碘。

妊娠期糖尿病

症状：体重突然极速增长，总是口渴，羊水量增加，宝贝大小超过该孕周应有的水平。

疗法：通常情况下只要放弃碳水化合物的摄取，多运动，调整下饮食结构就够了。只有极少数情况下孕妇必须注射胰岛素。

风险：早产；延缓器官成熟；宝宝出生后有低血糖的危险。

预防：不要过多摄取碳水化合物（无糖），充分运动。

建议孕妇在 24 周到 28 周之间进行糖耐度测试。

B 型链球菌（GBS）

症状：25% 的孕妇会感染链球菌，它们寄生在口腔、阴道、肠道或尿道管——大多情况都没有症状。

疗法：GBS 阳性孕妇在分娩时采用常规的抗生素疗法就可以把宝贝的感染风险降低 90%。

风险：尿路感染和卵膜发炎；B 型链球菌产前传播；新生儿血液中毒（在成熟新生儿中的比例为 2%）。

预防：建议孕 35～37 周从阴道和直肠取样，预防宝贝可能的感染。

弓形虫病

症状：体温升高，除此以外没有别的病症。

疗法：宝宝未出生时感染弓形虫必须采用抗生素治疗。

风险：早产或死胎；中枢神经系统和眼部严重受损，这些要在宝宝出生数月或几年后才会显现。

预防：40% 的孕妇血液中都自带抗体。如果不属于其中，最好只食用熟透的或经过完全烹饪的香肠和肉类。蔬菜、沙拉和水果要彻底洗干净（见 104 页）。

巨细胞病毒

症状：病症轻微，类似于着凉。

疗法：尚未有经科学认证的治疗方法。在母体中受到感染的宝贝大多都能健康降生。

风险：如果病菌致病或导致宝贝畸形，首先受影响的是神经系统。在极少数感染的情况下，它的后续影响是身体和大脑的发育可能会有障碍。

预防：讲卫生、经常洗手是最重要的预防手段。从事教育工作的孕妇如果没有细胞肥大病毒症抗体，不能继续工作，很可能传染给孩子。

多胞胎——双胞胎、三胞胎……

多胞胎妊娠的例子比你想象中更多，而且近些年还在持续增加。在德国，自 2008 年以来，每年的多胞胎数量都在增加。其中，1000 个宝宝中就有 35 个是多胞胎。激素疗法或者通过试管婴儿的方式在子宫内植入多枚受精卵，是导致这一现象多发的原因。

如果怀了双胞胎，大多医生都能在第一次超声波检查时就发现。在诞生这种技术手段之前，只能通过增大速度特别快的肚子和加倍的身体负担来判断是否怀了双胞胎。

宝贝的营养跟得上吗？

如果双胞胎是异卵，很早就可以看出来，如果是同卵双胞胎，则要到孕 8～12 周才能确定。这样的孕妇会接受特别仔细的检查，因为两个宝宝可能会共用胎盘上面的血管。这种共同连接可能导致双胞胎之一要通过另一个得到供血，两个人的生长发育情况会很不一样（胎儿输血综合征）。

身体上的负担

多胞胎妊娠在很多层面都意味着身体负担更大。脊柱、小腿和骨盆要承受更强的负荷。韧带组织、皮肤和肌肉群也比怀一个宝宝的时候要累。怀孕期间的不适，如恶心、便秘和水肿等也发生得更频繁。

- 现在请特别注意你的身体，不要过度劳累。
- 怀孕之初就开始做盆底肌操，以便肌肉群能够适应不断增加的负荷。
- 定期用油按摩腹部、胸部和臀部，这样有助于维持皮肤和韧带组织的弹性。
- 营养丰富的饮食在现阶段尤其重要。

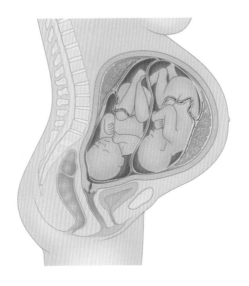

双胞胎已经处于最佳分娩位置。

◉ 提前宫缩的可能性增加。因此请避免身体劳累和压力，尤其是在第三孕程。

多胞胎妊娠的风险

多胞胎妊娠在医生角度都视为"高危"，因此产检次数要比怀一个宝宝时多。多胞胎大多都是在预产期之前降生，平均妊娠时间为：双胞胎37周，三胞胎更少。因此他们的出生体重比单个宝宝要轻是再正常不过的了。

多胞胎分娩大多都要去医院，以便出现并发症时能迅速采取救援。建议你选择一家有生产中心和针对早产儿的新生儿中心的医院进行分娩，即使你怀双胞胎时没有碰到孕期问题且采用自然方式分娩。如果你怀的是三胞胎，所有医生都会建议你采取剖腹产（见162页）。

在德国，多胞胎孕妇的产假从分娩前6周开始，但与普通孕妇产假至分娩后8周不同，是延续到分娩后第12周。

早产儿

在我们周围 5%～10% 的宝宝是早产儿。幸运的是，现如今的早产儿存活概率比 10 年前要大得多。比预产期提早三周出生，我们就定义为早产儿。

如果能及时判断出早产可能，你可以避免它或者至少延缓它：当下腹部或背部下方有抽痛时，把手放在子宫位置，感受一下它是否随着抽痛而变硬。喝一杯水，躺下来感受一下抽痛是否减退。如果没有并且间隔缩短，请立刻前往医院。如果你还没到 37 周，请去一家有早产科的医院。如果宫缩还不是那么剧烈，大多数医护人员都会建议你稍安勿躁，再等等看。有时候躺着或者服用一些抑制宫缩的药物可起作用。此外，服用这种药也有助于促进宝宝肺成熟。一旦分娩宫缩发动，则用什么都阻止不了了。但随着新生儿特护的进步，对早产儿的处理方法在不断改善。应用在早产儿身上的高端医疗技术，会让父母感到害怕和极大的不安。这时请从另外的角度考虑，在你的宝贝能够健康而有力地独立成长前，他都需要医院方面的支持。请让儿科护士示范给你看，她们是如何帮助你的宝宝的。

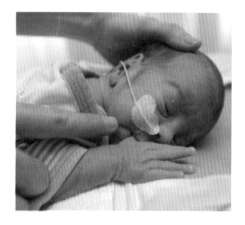

你的陪伴、声音和温柔的碰触都对早产的宝宝有帮助。

流产、死胎

在德国，在第 12～25 孕周期间出生的宝宝比率为 1.5%～3%。在出生前后死亡，但是重量超过 500 克的胎儿被称为死胎。他们会被开死亡证明并且必须下葬。如果重量低于 500克，则称为流产。

虽然无法确认大多数死胎的原因，但以下几种是最常见的触发点：

◎ 天生严重畸形
◎ 母亲有健康问题
◎ 24～27 孕周受到感染
◎ 胎盘功能失调
◎ 脐带出问题

死胎的出生大多是采用自然分娩方式。建议到医院进行人工催产。因为自然形成强烈宫缩可能需要三天。分娩本身是非常快的。大多数情况下，你跟你的伴侣可以在普通病房等待生产，不需要进产房。

宝贝生出来会放进一个小筐里，你有机会跟你的宝贝做个短暂的告别，即便这很痛苦。但经验表明，进行这一告别是可以帮助父母的。他们在接下来的几个月都会经常想起这个悲伤的时刻。这一告别没有时间压力，也可以在出院以后的几天进行。宝贝在举行私人或公共葬礼前都会被存放着。并不是所有父母都能为死去的孩子准备一块墓地，让它不受打扰。你可以自己为它做一个，可以在家，在花园里或者在大自然中。

请给孩子起个名字，哪怕再小的名字也好。许多医院都会给父母一本带有照片和宝贝小脚印的文件夹。

无论你的宝贝出生时有多大，助产士在你分娩后都会提供帮助。请安心接受你需要的所有帮助，比如牧师或者心理社会学方面的咨询。许多地区都有面向这群失落父母的自助团体。

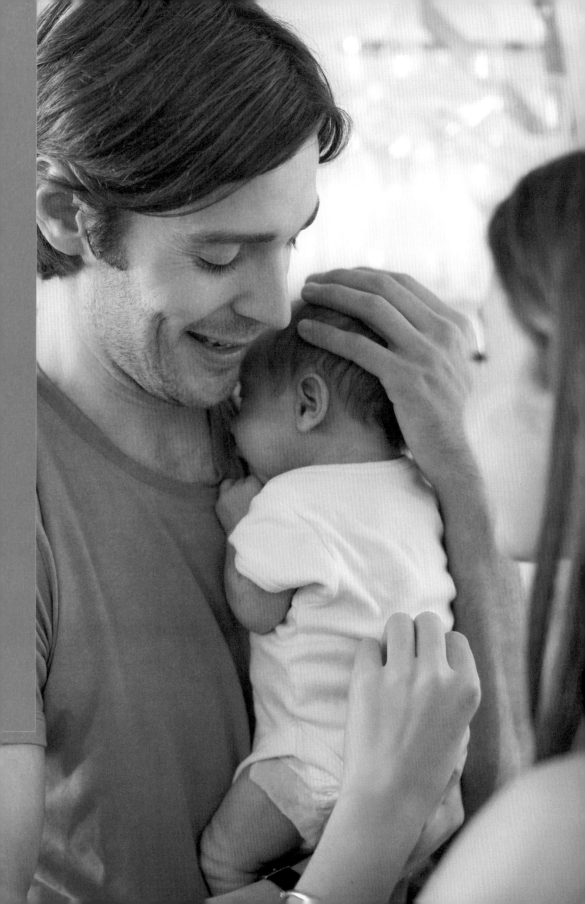

一个家庭

诞生了

小家变大了

初为人父

成为父亲是人生中最难忘的经历之一。听到老婆怀孕的喜讯，一些人会感到惊讶甚至是震惊，另外一些人则跟伴侣一起充满期待地盼望着宝宝到来，并感到非常的骄傲和喜悦。当知道现有的生活将会被永远改变时，那种复杂的感觉是可以理解的。这种变化的影响，以及某种程度的不安全感，常常会出现在怀孕最开始的混乱阶段，因为不知道会发生什么，以及如何胜任接下来的一切。

伴侣之间从一开始就要坦诚地就所有感受进行沟通——即便是心存怀疑！这点很重要。女方也是身处一段变化剧烈的时期，需要跟伴侣一起谈谈有了宝宝后未来要怎样规划。

能看清并意识到接下来的生活该怎样继续，男性和女性所花的时间往往不一样。保持沟通，就如何分配家庭中的任务并保持个人自由度，以及要如何调整职业生涯或学习计划，要允许不同的观点存在。你们有足够的时间进行详细的讨论和协商，因为怀孕需要持续好几个月呢。

如果你能给女方一点安全感，开诚布公地说出你的想法和感受，那么就已经为一个幸福的家庭奠定了基石。

参与到怀孕过程中

如果你对所有跟怀孕及生宝宝相关的事物感兴趣，那么你就能够应对一个包括产检、生产地点选择和分娩准备课在内的完全女性化的世界。幸运的是，在一些医院和大城市有某些场所可以让准爸爸们见面并交流各自的切身体会。你可以找一下当地的爸爸中心或者去上一些专门面向男人的短期课程。

如果你能陪伴参加产检、超声检查和培训课，你就能够在怀孕和分娩时给女方提供真实的支持。你的问题百分百能得到解答。

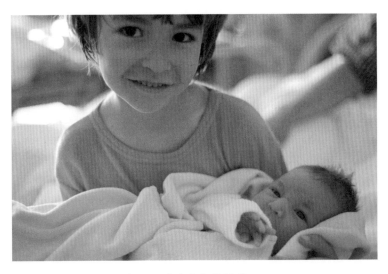

允许大孩子照顾小宝宝，以消减他们的嫉妒心。

从 22 ～ 25 孕周起，通过对话或聆听，你可以感受到宝贝的活动。

让医生或助产士告诉你宝贝在肚子里的位置，并回家去触摸他。从孕 30 周起，耳朵贴在准妈妈肚脐的下方，你可以听到宝贝的心跳。宝贝的心跳频率是你自己的两倍。如果你陪产（这也是 90% 的准爸爸会做的），你最好去上一堂关于分娩地点选择的课程，知道要注意些什么。

成为哥哥姐姐的准备

要提前教导你的第一个孩子做好成为哥哥姐姐的准备，这点非常重要。因为在大孩子的生活中，这也意味着要多一个家庭成员，跟你一样，他们也面临着巨大的变化。在出院回家后，你可以准备一份小礼物，作为小宝宝送给大哥哥大姐姐的"见面礼"。

一个家庭诞生了

小的孩子

对于一两岁的孩子，也要告诉他们要有新宝宝的事实。所有孩子都能感受到期待的氛围和家中的变化，你跟他们解释，他们会感激你。也许你会有点好奇他们的反应，因为还有这么长时间，你怕他们会觉得不耐烦。你可以带他们去拜访生了好几个孩子的家庭，以便更加感同身受地经历现实情况。让他们看一些关于孩子怎么来到家里的绘本，尤其是要让小孩子看自己婴儿时期的照片。

大的孩子

大孩子感兴趣的是宝宝怎么在妈妈肚子里成长、发育，以及妈妈肚子里的宝宝是怎么来的。他们喜欢跟你一起采购婴儿衫，喜欢自己挑选（这很重要！）旧玩具出来给小宝宝，并且他们很关心生产时他们会去哪里。他们会自己为这段没有爸爸和妈妈的旅程准备背包（很重要！）。

他们比小的孩子更能清楚地表达自己的感受：通常都是毫无兴趣或者是对即将被颠覆的迄今为止的生活区域感到不安。你要对他们充满耐心和关爱，要紧紧地拥抱他们，告诉他们你有多爱他们。买一个娃娃给他们练习，选一个孩子出来，作为全家要去动物园或者游乐场的主心骨。

青少年

哥哥姐姐处于青春期时，宝宝的到来会产生尤为突出的问题。父母年纪这么大了还在做爱，这怎么可能？爱与性在这个年龄更应该是跟男朋友或女朋友讨论的，但如果小宝宝真的成为事实，你可以利用这个机会来回答他们的问题。你要耐心、真诚，尤其要勇敢地从头到尾进行沟通。即便有时迎接你的是他们的愤怒（就像你的青春期一样），你也一定要跟大孩子说你有多爱他们，并且告诉他们，你们的相处时间还多的是。

父母在，那是种幸福

德国青少年研究所的研究表明，三分之一的孩子在三岁以前每周至少一次在祖父母家度过，一次好几个小时。知道了这点你可以想象到，如果缺少祖父母的参与，将会是个大问题。越来越多的妈妈想要或者必须在休完产假后早早回归职场。托儿所很稀缺，或很昂贵，所以就需要祖父母的帮助。

祖父母和孙辈的关系总是有点特别的。孩子们从爷爷奶奶那了解到很多他们的原生家庭——他们的父母也有少不更事的时候。研究发现，定期被祖父母照顾的孩子拥有更丰富的词汇量，学习和社交行为也更好。

通常祖父母对孙辈不会像父母那样严格。孙辈们不会被教育，只会被宠爱。你要跟父母或岳父岳母商量好基本的教育方针。但如果祖父母的规矩跟你的不完全一样，也不是什么大事。

单亲妈妈

如果你没有共同生活的伴侣就决定要孩子，或者你在怀孕时决定要独自走上这条路，那么对未来的担忧和生存的担忧是不可避免的。去找你的女性朋友、家人，或者寻求怀孕咨询机构的免费支持。有了宝宝以后的生活和经济要如何运作，你都可以找到方法。

如果你及早构建一个需要时可以用得上的亲戚朋友网，将会对你帮助很大。如果生产时有人陪同，你也会感到舒心。这个人也许还能陪你参加分娩准备课。如能再陪你一起去做几次产检，就更好了。如分娩时没有合适的人陪伴，你也许可以找个导乐，她可以对整个分娩过程和产褥期提供私人咨询和正确的解决方案。

迎接宝贝的到来

如果迎接宝贝的降生是在一个友好的氛围下，那新家庭成长为大家庭的过程就会轻松很多。准爸妈和准哥哥姐姐如果在生产前就跟未出生的宝宝有过沟通，新生儿就能感受到更多的欢迎和爱。

新生儿首先是通过感官获取这些。首先发展的是皮肤感官。皮肤是最大的感觉器官，作为外壳和接触器官起到屏障作用。宝贝能感受到触摸和动作，因为他的平衡感也很早就建立了。

排在第三的是听觉。在宝贝能看到光线以前的很长一段时间，他已经生活在母亲体内的声音世界里了。妈妈、爸爸及哥哥姐姐的心跳和声音会影响他最初的感知，传递给他关于即将来到的这个世界的讯息。

什么是对母亲和宝宝有利的

你能给宝宝最好的，是给他营造一个友好而有爱的家庭。你可以从现在就开始努力。身体感知有多种方式，你怀孕期间就可以利用它们来跟宝贝进行沟通。其中包括：

◎ 每天放松 20 分钟，专注于宝宝。

◎ 每周至少两次，每次 30 分钟听古典音乐。

◎ 写日记（为了明确记录自己的感受）。

◎ 每天给宝贝唱一两首歌，并轻轻地跳一段舞蹈。

◎ 宝贝动的时候，轻柔地抚摸肚子，大面积地用大圈的方式按摩，并且跟宝贝说话。

◎ 从宝贝在肚子里七个月开始，每周两次从头到脚抚摸他，并通过轻推他来跟他玩耍。

如果你跟伴侣拥有了与宝贝的沟通，就可以在出生前建立强有力的纽带。

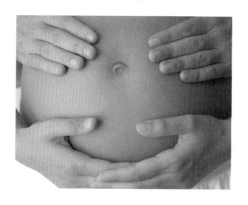

该给他起什么名字？

他的名字

名字会伴随宝宝的一生。他会无数次的以各种音调和语气听到他的名字。在德国虽然很多事情都会受到法律和规章的限制，但是却没有哪条法律是针对起名字的。只是如果涉及标新立异的名字，你还是得考虑登记员和评判员的感受。最多不能超过五个名字。原因无他：你的孩子今后必须按照正确的书写方式和顺序记住自己的名字。

名字必须清楚反映宝贝的性别。如果这个名字既可以用于女孩、又可以用于男孩，就必须再加第二个特征明显的名字。如果父母能够证明这个名字在其他国家已经有人使用，那么在德国也能够进行登记。大多数情况下，孩子都是用名字登记的。如果有不清楚的地方，比如说这个名字不被允许，或者父母双方对名字还没达成统一意见，那么也可以不用名字进行登记。但是必须在一个月内再补交孩子的名字。

他的姓

关于姓，有这些规定：新生儿以夫妻之间丈夫的姓为姓。这样你们可以有一个共同的家族姓氏，即以丈夫的姓为标志。如果你没有丈夫，则分为以下情况：

◎ 如果你享有共同抚养权，与登记处协商一致的情况下，可以选择父亲的姓或者你的姓作为孩子的家族姓氏——但从你的姓衍生而来的复姓是不可以的。

◎ 如果父母在一个月内没有做出决定，则家庭法赋予父母双方的一方以决定权。

◎ 确定下来的家族姓氏也适用于后面双方共同生育的其他孩子。

◎ 如果父母一方享有单独的抚养权，没有共同姓氏，则孩子的姓随抚养权一方。

一个家庭
诞生了

143

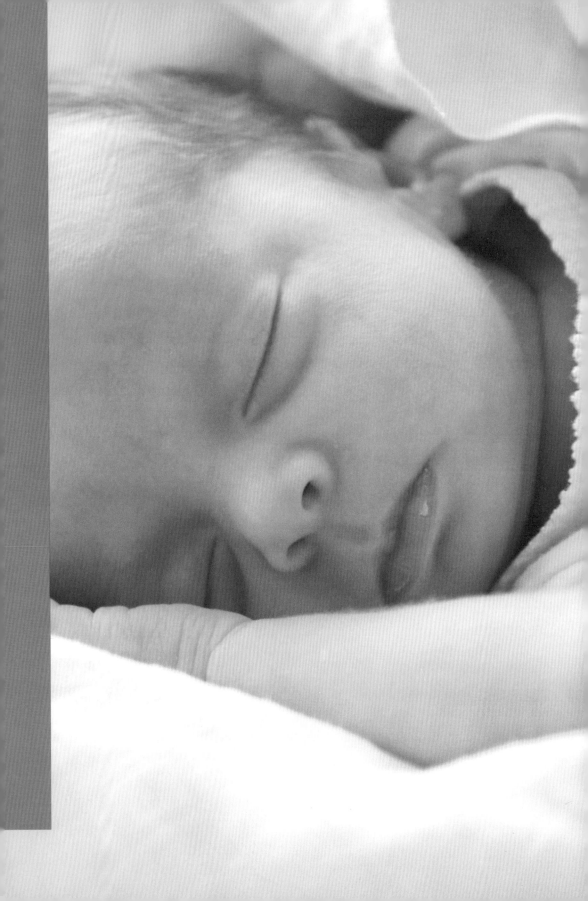

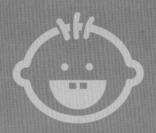

分娩准备
和分娩

合适的分娩场所

选择正确的分娩场所与你的个人喜好和怀孕状态有关，当然也跟当地的选择范围有关。你可以从各个机构的信息发布会上了解，并跟助产士和医生交流一下你的想法和态度。

医院

选择医院，是因为它的设施和咨询团队都可以根据你的医疗需求而调整。如果医院有新生儿特护站和儿科诊所，那么它就可称为一个妇产中心。比孕 38 周还要早的宝宝可以在这样的中心出生，并且得到很好的护理。如果没有导乐（见 74 页）陪同分娩，则医院会安排不同的人 8～24 小时轮班看护。这样也有好处，因为如果你生产时间过长，能保证有睡眠充足、思路清晰的人员为你提供支持。

根据你的意愿，在顺利分娩几小时以后，你就可以出院，或者你也可以带着宝宝在医院住 3～5 天。如果是剖腹产，那住院时间还能再延长几天。许多医院都提供家庭房。爸爸妈妈可以整日整夜地待在一起，照顾宝宝。

助产士产房

助产士产房是跟许多医院合并在一起的，你可以在助产士的单独护理下生下宝宝。这种模式的目的是免去不必要的医学干预，接受一对一的护理。它的好处一方面在于：你在孕期已经跟助产士很熟了，在紧急情况下你可以迅速寻求到信赖的医学救援，并且在产褥期也可以得到信赖的助产士的照顾。在助产士产房分娩的前提是你的怀孕状态一切正常，没有可预见的生产风险。在一些欧洲国家，该模式已有 12 年历史，得到了很好的评价。约 90% 的宝宝诞生于助产士产房，

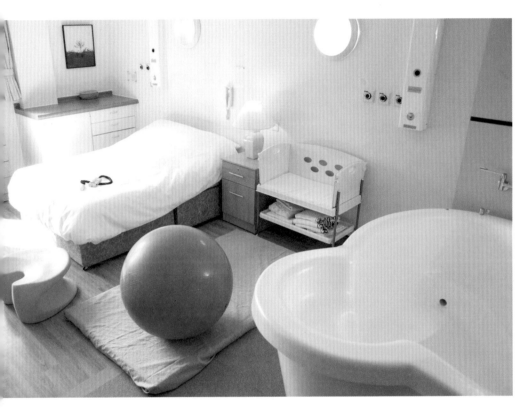

看看细节：分娩室有很多运动设施，帮助减缓宫缩痛。

没有受到医学干预。

　　大多数女性对生产体验感到满意。这些评价表明，人工引产、镇痛剂、

会阴侧切和产钳分娩的使用率更低。母亲喂母乳的比例更高，时间更长，患产后抑郁症的概率也明显降低。

147

宝贝怎样来到世上？

大多数父母都希望有一个快速、顺利且自然的分娩过程。尽管有许多女性都是按照这种方式诞下宝宝，但并不是所有。出于某些问题或疾病，有的人必须住院。你要信任医护人员的判断，这样告诉自己：即便不能采用自然分娩，生完宝宝后的家庭生活仍然会圆满幸福！

什么时候有必要到医院分娩

可能这跟你的计划完全不一样，但医院有时的确是更安全的选择。有以下情况的，必须入院：

- 子宫问题（比如子宫肌瘤手术）
- 以前曾有胎盘早剥历史
- 过去曾有产后大出血
- 以前做过剖腹产手术
- 有诸如凝血障碍等疾病，需要治疗的糖尿病以及恶性感染如 HIV

- 胎盘不健全，宝贝发育不良
- 毒品依赖症
- 多胞胎妊娠
- 孕期高血压，先兆子病或 HELLP 综合征

生产前或生产过程中出现以下情况需到医院紧急救护：

- 宝贝臀位或横位
- 未宫缩就破水，羊水颜色变化（绿色或红色）
- 提前破水超 12 小时，没有生产迹象，孕 37 周前生产
- 第一产程出血
- 怀疑或有迹象表明卵膜感染
- 分娩过程极长
- 宝贝缺氧
- 胎盘早剥

舒服的方式：水中分娩

温暖的水在陪产中一直很重要。通常女性在宫缩剧烈的时候压根不想离开温暖的浴盆生孩子。

水中分娩的好处

水中分娩对许多女性都是一次幸福的体验。现在有那种专门的大浴盆，让女性能很好地活动。如果你孕期身体健康，可以考虑这种方式，享受它诸多的好处，其中就有：

◎ 温水对缓解痛楚非常有效，帮助你放松并更好地克服宫缩痛

◎ 许多女性都感觉分娩过程变得更轻松

◎ 会阴侧切的概率更低

◎ 失血更少

◎ 新生儿平均 Apgar 评分更高（见166 页）

研究表明，人体血压在浸到水里后会降低，宫口会更快打开，宝贝入盆更快、更深。有分娩浴盆的医院给出数据，30%～50% 的准妈妈会选择这种方案。最开始有一些保留意见，也因为这些研究而被驳倒。只要遵守卫生规定，就不会增加感染风险。宝贝生出来，离开温暖的羊水，进入到与之类似的温水中。把他从水中举起，再用温暖的毯子抱住，他就会开始第一次的呼吸。

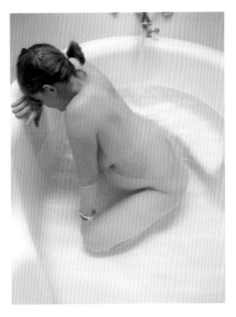

在温水中，许多女性都能更好地适应宫缩痛。

最后的准备工作

随着孕 38 周开始，就要收拾你的待产包了。有时候小家伙可能会出乎意料地着急降临。

分娩准备

◎ 2件及膝长的、可水洗上衣，一件浴袍，两双暖和的袜子

◎ 木底鞋或浴室鞋

◎ 应急食物（果料麦片、坚果、咖啡和水果干等）

◎ 好闻的按摩油和沐浴用品

◎ 东西齐全的盥洗用品袋

◎ 眼镜，如果你近视比较严重或通常佩戴隐形眼镜的话

◎ 身份证和相关入院证件

产褥期的准备

◎ 两个哺乳文胸或无吊带文胸，透气性好的哺乳垫

◎ 6条舒适的纯棉内裤

◎ 4件睡觉内衣或睡衣，哺乳时能解开的那种

◎ 一件针织夹克或棉运动夹克，哺乳时可以披在肩上

◎ 在医院或家里散步时穿的舒适衣服

◎ 下载有你喜欢的音乐或照片的播放器

◎ 备用零钱

◎ 移动电话以及重要的电话号码

给宝宝做的准备

◎ 1~2套包括上衣和裤子的内衣，尺码56~62

◎ 1套休闲装

◎ 1件短外套，帽子和冬天的厚外套，取决于你带宝贝回家是什么季节

◎ 口水巾

◎ 如果是坐小汽车：需准备婴儿提篮，带一条薄薄的小被子

哺乳的准备

尽管胎盘现阶段仍能给宝贝提供很好的营养，你也许还是会操心，宝贝出生以后怎么继续吸收营养。无论如何，你家宝贝在子宫内已经通过熟练的吮吸和吞咽练习为哺乳期做好了准备。母乳在营养配比和数量上都能最好地满足宝贝需求。如果你决定人工喂养，那么你的助产士也会给你提示和购买建议。

关于哺乳的几个事实

母乳包含许多活性细胞，能抵挡病原体。初乳含有尤其多的抗体。

◎ 母乳能保护宝贝对抗腹泻、呼吸道疾病、自体免疫疾病、中耳炎以及过敏。

◎ 母乳中的脂肪酸能促进宝贝大脑发育和视网膜发育。

◎ 母乳喂养的宝宝，之后超重和得糖尿病的风险大大降低。

◎ 吮吸乳头的密集肌肉运动能最大程度地促进宝贝的下颌发育。这对他

们长牙和之后的语言发展都很重要。

◎ 母乳在成分和数量上非常适合宝贝需求。

◎ 哺乳能促进母亲和孩子的连接，这对于孕期或分娩中出过问题的宝宝、病儿或早产儿都很有帮助。

◎ 对于你来说，哺乳激素在产后有助于你的子宫恢复，也帮助放松。

◎ 你能更快地恢复孕前体重。

◎ 你得卵巢癌、乳腺癌及骨质疏松的风险会大大降低。

◎ 母乳永远处于最适宜的温度，卫生且环保。

◎ 忽略那些据说能锻炼乳头的建议，它们只会让你的乳头更敏感。不要把按摩油和霜直接抹在乳头上，它们会使乳头组织在哺乳时过软。

◎ 哺乳能增强你的母性。

◎ 哺乳节省时间和金钱（人工喂养及设备成本在最初6个月约为600欧元）。

在孕期最后几周，你可以观察一下自己的情况，看是否已经有乳汁泌出。不过孕期激素会调节乳汁分泌，让它在产后合适的时间开始溢出。

分娩准备和分娩

宝贝宣告诞生

不是所有的出生都遵循同一模式。虽然大多数都是从宫缩开始，但也可能你家宝贝的出生始于破水。

宫缩

大多数出生都始于宫缩的发动。在第一产程（见 152 页），宫缩还不规律，间隔时间比较长。宫缩使宫口组织变软，为它的打开做最佳准备。慢慢地它的频率会增加，持续时间会变长，两次宫缩的间隔变短，并且变得相对规律。

破水

如果羊水流出，胎膜囊在预产期前后开缝或破裂，也叫做生产发动。胎膜囊可能会在某个时间点出现一个漏洞，然后羊水就呈水滴状渗漏出来。而破裂是指胎膜囊先于宝贝身体出来的部分——头或臀部——裂开，然后羊水喷出来。

ℹ 有效宫缩

决定什么时候前往分娩地点对于初产妇并不容易。如果你的状态符合以下描述，就可以做出决定了：

◎ 每一次宫缩，肚皮都会变硬、变紧，可以从肚皮外摸到。

◎ 宫缩引起背部和腹股沟处强烈的抽痛。

◎ 下方感觉到沿骨盆方向有拉伸。

◎ 痉挛导致疼痛，程度与严重的月经痛类似。

◎ 有出血现象，俗称见红。

◎ 你需要集中全部的精力来忍受宫缩，在此期间你说不出话。

◎ 不管你是走动还是休息，都不能改变宫缩的频率。

如果宝贝的头还没有完全入盆(产检时间一下),我们的建议是,为保险起见,平躺着坐车去生产地点,以防止脐带缠绕在宝贝的头部。破水后会在接下来的几小时引起规律的宫缩。如果没有,建议最晚 24 小时后服用抗生素,以杜绝子宫内细菌繁殖。如果很多个小时后仍没有宫缩,则需采用人工引产(见 160 页)。

现在开始发动!

如果宫缩已经超过一小时,间隔是有规律的 10 分钟一次,并且越来越短,而且羊水已破,那就意味着你要动身了。当然也取决于你离生产地点的距离远近。初产妇的生产时间平均为 12 ~ 18 小时,经产妇的平均生产时间会缩短很多。基本规律是:如果已经经阴道分娩过一个宝宝,则第二个宝宝的生产时间会缩短一半。

在生产地点办理住院

到医院或分娩屋后,助产士会首先确认一下你的生产过程进行到了哪一步。她们会测血压、体温,并观察你的整体状况,也会询问你对生产有什么想法。胎心监测会显示宝宝的心跳和宫缩活动。这期间你的陪同人员可以在住院处进行登记。

在家时宫缩很规律、很有力,但到医院后反而要等待一段时间,这种现象很常见。你要顺其自然!只要不是出了问题,你的生产过程才刚刚开始。你可以沿着花园或医院走廊长时间散步,有助于宫缩变得规律和有力。有时候洗个热水澡,做个按摩或爬楼梯也能起到作用。

重要提示

立即去医院!

有少部分特殊情况,你必须一刻也不浪费地直奔医院,比如:

◎ 羊水变绿或变红。

◎ 有浅红色、月经量大小的出血。

◎ 腹部持续收紧,伴随剧烈的疼痛(请联系急救中心或者如果更快的话,自己开车前往就医)。

生产的各个阶段

生产分为很多个阶段。在从一个阶段过渡到另一个阶段时，你自己可能不会一直有感觉。明显有感觉的是过渡阶段的后期，也就是当宝宝往下压迫你时。即使是第三产程，也会受到剩余宫缩的影响：如果足够强烈，你这时已经抱上宝宝了。

许多女性都觉得生产比正常时间要开始得晚。调查显示，她们对于用尽全世界所有的时间来生这个宝宝感到很幸福，而不是像之前所认为的那样越快越好。

第一产程

第一产程是分娩过程中最长的阶段。初产妇平均需要 14 个小时，经产妇则是 8 小时。

第一产程从宫口开始有宫缩到完全打开为止。每一次宫缩，子宫肌肉都会向上拉紧，宫口像卷筒领外套一样推动着宝宝向前冲的身体，直到把

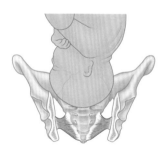

图 1：首先，宝贝的一侧进入横向椭圆形的骨盆入口区。

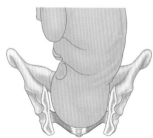

图 2：然后他转动着进入圆形的骨盆中间，并且头部向下弯曲。

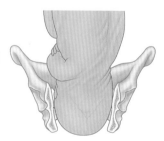

图 3：生产时宝贝的头部已经转到纵向椭圆形的骨盆出口区。

宝宝推到骨盆处，不能再深入，也不能再转动了。

你可以在宝贝穿过骨盆的过程中通过活动自己的身体来帮助他。宝贝的头部从侧面进入骨盆是最有利的，因为骨盆入口区是横向的椭圆形。一旦生产继续，宝贝的头深入骨盆中段，他的头就需要再转动一点，因为骨盆中段更趋近于圆形。大多数宝宝都本能地"知道"这点，用旋转的动作调整自己，以最佳的姿势进入到预定区域。

理想状态下，宝贝呈头位，头部弯曲，下巴对着胸部方向。头围在这种状态下要比抬起来时少两三厘米。宫口和阴道会拉伸得少一点。

宝贝的头骨还没有完全长合，所以够软，可以推挤着深入母亲骨盆。这对相对较大的宝宝而言是不可多得的帮助。

通常胎膜囊会在生产开始时破裂，或者最迟到宫口完全打开后破裂。当宝贝的头部不再被羊水包裹，头骨就会直接挤压宫口。这往往会使宫口更快打开，但也会给子宫组织带来更大压力。

在这一阶段，有大约一半的女性会再度感到恶心并呕吐。医护人员由此判断，生产进行得很顺利。

宫缩很疼吗？

如果回想这段积极主动的分娩过程，许多女性都会对这一问题清楚地回答：是的。但西方文化界有研究表明，7%～15% 的自然分娩女性并没有感觉到宫缩疼痛。

但是宫口打开时的拉扯感是切实能感受到的。子宫承载了宝宝这么几个月，拥有了强大的力量迅速打开。当宝贝深入时，韧带、阴道和盆底肌的拉伸往往伴随着疼痛。

还有，神经末梢以及骨盆下方关节处的压力也会引起疼痛。幸运的是，幸福激素也会释放，帮你和宝贝抵挡疼痛，并为生产以后的时间做准备。

分娩准备和分娩

过渡阶段

过渡阶段是分娩过程中的最短阶段，只有 20 分钟到 2 个小时。并非所有女性都能有意识地经历这一宫缩混乱的阶段。但如果你属于那 50% 的人群，就会经历这段混乱、充满挑战性的时光。这期间宫口会打开最后的 1 厘米。如果你之前已经适应了宫缩的强度和节奏，则现在所有的一切都会快速变化。通常你的腿会发抖，感到非常痛苦。许多女性濒临极限，会发出类似于以下的咆哮：

◎ "我想回家！"

◎ "我不行了，帮帮我！"

◎ "把宝宝给我取出来！"

◎ "快点给我用镇痛剂！"

第二产程及生产

如果宫口完全打开，意味着第二产程开始。宝贝已经推动到了阴道。对于初产妇，来到这一步，光阴道拉伸几厘米就需要好几个小时，有的经产妇则只需要几分钟或几次强有力的宫缩。宝贝的心跳在第二产程很规律，通过胎心监测（见 86 页）可以听到。

产道首先是沿着骶骨方向，以便稍后在快到骨盆底部时获得通往耻骨的通道，宝贝在那里用头部或臀部把自己往外推。

你可能会在宫缩高潮时感受到向下的压力。你的身体会发送明确的信号，反射性地也跟着做出推的反应。宝贝在宫缩后又会往上滑一点，这很正常，帮助盆底肌肉群和阴道组织慢慢地进行下一步。

许多女性觉得这一阶段没有那么痛。大部分止痛激素会释放出来，少数女性会有缺氧状态。

现在你可以第一次用手指触碰到耻骨处的宝贝。宝贝越深入，肛门方向的压力就越大。所有医护人员都会听到你在最后一个产程说想上厕所。他们大都会问你：

"是想小便还是大便？"如果你回答的是第二个，助产士会观察是不是宝宝给直肠造成了压力。肠道（此处指阴道口与肛门之间的范围）马上会从厚达 5 厘米的组织拉伸成小于 1 厘米厚度，并产生灼热的压痛感。即便这种灼热感很强烈，你最好也要缓慢地呼吸。这有助于肠道放松，避免组织撕裂。

只要宝宝的头或者臀部出来，他就会转动身体，让肩膀也能在骨盆的另一区域转动。首先，肩膀从耻骨下面出来，或者也有可能是臀部或腿。呈头位的宝宝，肩膀下方经肠道出来，然后身体其他部位被羊水冲出来。呈臀位的宝宝，首先是肚子出来，然后

不要太具象

不论是坐在分娩凳还是坐在浴缸里，是坐在地板上还是床上，是蹲坐着还是躺着，具体情况要发生了才能知道。最好不要去想象具体的生产画面。对于当事人而言，灵活应对才是上策，因为生产时的感觉到底怎样你是无法预测的。

胸腔，最后是头部。

宝宝生出来后，助产士会用暖和的毛巾把他包起来，放到你的双腿间，让你或你的伴侣用相机记录下这个时刻，迎接他的到来。

第三产程

当卵膜和胎盘完全娩出时，生产才算结束。这一过程平均持续 10～30 分钟，直到胎盘松脱，一波血流出来为止。

你可以通过按摩乳头或贴紧你的宝宝来促进产程。基于分娩后子宫内部容积的急剧下降，胎盘大多都是自己出来的。助产士可以从外面触摸到它大概到了什么位置。她会小心地拉你的肚脐，直到胎盘露出。你应该不会觉得很痛，因为肚脐比宝宝要小很多。如果胎盘未能完全松脱或者仍然很顽固的话，医生会给你实施麻醉，也许会用手术器械深入到你子宫内清除残留。

157

分娩支持

体内的许多激素、你对宝宝快到来的喜悦以及对生活的美好愿景都能帮助你生产。如果你能好好休息并找到一家能让你感到安全和安心的生产场所，你就能创造一个健康的生产过程。如果你能了解一些分娩的程序，以及宝贝入盆的活动（见153页），这对你是很有帮助的。你可以通过一些帮助性的动作为宝宝转动的过程提供支持。有针对产后女性做的调查表明，对生产体验最大的满足感发生在以下几个时刻：你不是孤身一人去生孩子的时候，你对周遭的一切都清楚且明白，经历较少的医学干预，生完宝宝后能在安静的环境中单独跟宝宝待一段时间。

虽然并非每个人的情况都允许，但还是请挑选一下生产地点，以及选一个你最希望陪伴在你身边的人。即便你没有伴侣，也应该找一个能够感同身受的女友或姐妹。

助产士会如何帮助你

生产过程中你不是一个人在战斗。助产士会全程陪同并给你提供很多帮助，比如：

- 在你遇到困难时帮助你呼吸
- 会建议你什么生产姿势有利
- 在你疼痛需要帮助时安慰你
- 第二产程一直在你身边，尽可能温柔地帮助你去推宝宝，让他们顺利出来
- 宝宝出生后指导你娩出胎盘，帮助你第一次把宝宝放到乳房上

如果你或者宝宝还需要后续帮助，助产士会帮你找一名女医生或儿科医生。许多医院都规定，每一次生产过程都要有一名医生待命。

陪产人员能做什么？

成为准妈妈意味着你要关注自己的需求和生产状态，并且尽可能地创造安全和安静的环境，这样能缓解生产过程的紧张并使自己尽量感觉良好。

为此你需要很多的理解和共鸣。随着情况的变化，你需要安慰或鼓励的话语，需要按摩或者仅仅只需要一个适时的笑话。

对于医院的技术和医生或助产士的资历，你还是不要过于关心，不要去考虑这些反而更好。不过有时你得忍受你的陪伴者偶然一次的不得要领或者在你压力最大的时候不知所措。

呼吸带来的帮助

生产刚开始时你还有时间研究呼吸，在宫缩的时候可以帮助你：

◎ 试着用鼻子吸进，用嘴巴呼出。

◎ 每次宫缩时短暂吸气，宫缩结束时深呼气。

◎ 每次呼气时肩膀往下沉。

◎ 试着放松下颌和嘴巴，聆听你呼吸的声音。

◎ 想着"放松"这个词，把这个词拆分，短暂吸气的时候想"放"，深呼气的时候想"松"，脑子里听到的就是一个长长的"松……"。在做完一次呼吸时大声地念出来，你就会知道要多大声才能听见。

◎ 每次宫缩快结束时有意识地将气吸进肚子，到达宝宝处，使宝宝氧气充足。

！ 给陪产人员的建议

◎ 你代表着伴侣的愿望和需求。

◎ 仔细倾听，赞美你的伴侣或女友，满足她的请求。

◎ 向助产士和医生传达她的需要。有时宫缩很痛苦，产妇会说不出话来。

◎ 设想你是充满力量的，并把力量分配给伴侣。期间要给产妇吃点东西，喝点水。

◎ 生产前弄清楚产妇想让谁来剪脐带。

159

有利的分娩姿势

生产过程中，不同的姿势可以帮助你和宝宝，使生产更轻松。

在第一阶段，当头部或臀部进入骨盆时，你可以保持立起来的姿势，或者保持肚子轻微向前、骨盆可自由活动的姿势。

在之后的阶段，你可以采取侧躺式、四脚板凳式或蹲式，有助于放松骨盆中段和骨盆出口。

胸膝式

这种姿势能增加宝宝的重力，帮助他入盆。同时你也可以活动骨盆，让肩膀稳定且放松地躺着。这一姿势对背痛很有效，并且在宫缩快速连续发生时帮助宫口慢慢打开。

支撑蹲式

许多女性会在第二产程选择这一姿势。陪产人员的温暖和支持会让你感到舒适和受用。重力的作用是让骨盆底更容易拉伸，宝贝基本被推入到骨盆出口方向。

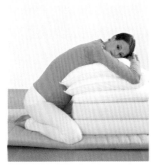

图1：
胸膝式能缓解背痛，并利用了重力原理。

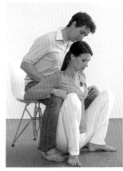

图2：
在第二产程时用支撑蹲式会感到舒服些。

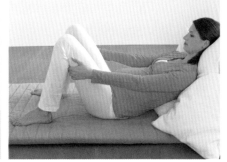

图3：
许多女性在使用镇痛剂后会采用这个平躺姿势。

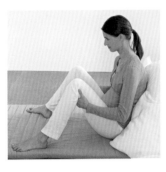 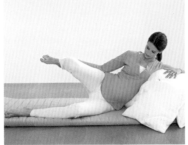 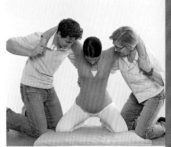

图4：
坐起来用东西垫着背部
可缓解疲劳。

图5：
侧躺式能帮助宝贝旋转入盆。

图6：
第二产程时采用跪姿已经
帮助了许多女性。

平躺式

即便这一姿势不能促进宫缩，也无法缓解背痛，还是有部分女性会选择它，尤其在实施无痛分娩后。

坐式

该姿势有助于宝宝深入骨盆。背部要有支撑，以便保持直立。膝盖略微下沉。如果你感到疲劳，或是实施了无痛，或者是做了整晚的胎心监测，就适合采用这个姿势。

侧躺式

向着宝宝背部那一侧躺，以帮助他的头部旋转入盆。疲劳时或实施无痛后适用。

跪式

这是一个能帮助骨盆积极活动的有利姿势。它利用了重力原理，也是使骨盆底放松的姿势，使宝宝能往下推进。

161

分娩准备
和分娩

辅助分娩

并非所有生产都是标准化的。有些女性在实施药物引产后才会有宫缩，一些女性则需要借助镇痛剂、产钳或最后使用活塞来帮助分娩。碰到这些情况，医护人员会决定什么方式是最适合的。

药物引产

某些情况下，药物引产基于以下原因：

◎ 母亲有严重的健康问题，如先兆子痫（见126页）。

◎ 宝贝有明显的发育迟缓。

◎ 胎心监测显示异常。

◎ 多胞胎通过胎盘所获得的供给减少。

◎ 必须打胰岛素的妊娠期糖尿病。

◎ 没有宫缩征兆的提前破水超过8~48小时——取决于你生产地点的流程。

◎ 超期妊娠——超过7~13天，取决于生产地点；或者超过14天的过期妊娠。

选择何种药物引产，与宫颈和宫口的成熟度有关。

镇痛

如果人工的方法（如按摩）以及你自己的方法（如泡热水澡、深呼吸等）的镇痛效果不理想，助产士和医生都能提供额外的医学手段，如针灸和顺势疗法等，帮助你减轻痛苦。在这方面有很多种能缓解痉挛的药物或类似效果的止痛剂。

阻滞麻醉

有时候连药物也不管用了，你想要尽可能地完全摆脱痛苦，或者要求尽快实施剖腹产。这时可以采用所谓的阻滞麻醉，如硬膜外麻醉或脊髓麻醉。两种麻醉方式都是在背部下方注射局部麻醉药物。

硬膜外麻醉——PDA

硬膜外麻醉是麻醉师用一根软导管注射麻醉剂到所谓的硬膜外区域，即脊柱和脊柱管之间的区域。药物喷射在脊柱管内，也就是脊髓神经分布的地方，由此减轻痛感。至药物发挥作用，平均需要 15～20 分钟。如果生产时间长，可能稍后还要再注射一次。如果需要剖腹产并且时间充足，也可通过这种方式注射麻醉剂。

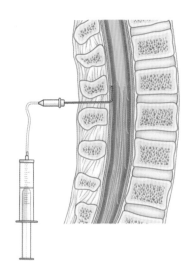

软管是通过针管推入到硬膜外区域。

脊髓麻醉

脊髓麻醉是通过一根细针头扎到硬的脊髓皮肤中，止痛剂直接注射到脊柱管，之后迅速拔出针头。通过这种方式，麻醉效果立竿见影。在生产的最后阶段，如果没有 PDA，但是又必须立即实施剖腹产手术，则可以采用这种方式。

吸盘或产钳分娩

有时尽管宫口已经完全打开，而且宝宝的前端已经深入到骨盆中部，生产还是会陷入停滞。这时需要使用吸盘或产钳作为辅助手段。至于两者之间选哪个，则取决于医生的个人经验。选择这种干预手段的常见原因是分娩后期宝宝压力反射或者母亲过于疲劳，没有力气了。

会阴侧切

所有正常分娩的母亲，有三分之一都要接受这项干预。会阴侧切术在正常分娩中是否必要，或者会阴撕裂是否能提供足够的空间，要助产士在骨盆出口处看到宝宝的头或臀部才能确定。如果需要侧切，你不会感到疼痛，而是会有种突然的释放感，因为之前太过于紧张了。一旦宝宝和胎盘娩出，侧切的伤口会通过局部麻醉用线一层层缝合，这种线之后会自动溶解。

163

剖腹产

德国有三分之一的宝宝是通过剖腹产手术降生的。如果你也准备采用这种方式，先了解一下生产过程会比较好。从医学角度来看，采用剖腹产有以下原因：

◎ 早在宝宝出生前就确定，用自然方式分娩是不可能的，或者有危险。

◎ 分娩过程中出现状况，根据你的意愿和宝宝需求，必须要立即结束分娩。

流程

你的肚子必须切开，把宝宝直接从子宫里拿出来。手术大多要在局部麻醉的情况下进行，持续约 1 小时。剖腹产本身的过程中因为有麻醉是无痛的，但手术以后的伤口疼痛会持续很长时间。根据手术方法的不同，住院时间为 3 ~ 6 天不等。

全麻如今只出现在特殊情况或紧急状况。大多数情况都是实施局部的

脊髓麻醉（见 161 页）或硬膜外麻醉（PDA，见 161 页）。这两种情况你都是有意识的，并能感觉到推、压，但是不痛。准备手术前，你的阴毛会被剃掉，膀胱会插入导管。如果你的衣服脱了，会盖上毛巾，只露出肚子部分。

如今通常会采用一种只用手术刀切开上层皮肤的手术技术。随后用手小心翼翼地拉开腹部的深层皮肤。这种技术常常被错误地理解为"温柔"的剖腹产术。但通过这种方式整个的腹部皮肤层都会被打开。不论是剪开还是撕开的技术，手术都会造成相当大的腹部创口，且存在着各种术后危险的隐患。手术后护士会立刻把你抬到床上，并在产房观察约两小时。如果你想，可以给宝宝进行第一次哺乳，并静静地跟他待在一起。术后最初几天，由于伤口疼痛，你也许只能进行有限的活动。你的身体现在最需要时间和休息来使伤口恢复。出院后有许多药物可以帮你对抗疼痛，同时又不

影响哺乳。

主动剖腹产

主动剖腹产的概念是，没有任何医学缘由，完全是出于产妇自己意愿而实施的剖腹产手术。

主动剖腹产通常出于以下原因：

◎ 怕疼

◎ 担心孩子的健康

◎ 担心产后性生活会受到影响

◎ 之前顺产有痛苦的经历

可以找医护人员或生过孩子的女性朋友倾诉一下你的感受和担忧。

有时"我想剖腹产"这句话只是表明"我很怕疼"或者"我不知道自己行不行"。大多数孕妇在怀孕的任何阶段都会有这种感觉。

即便当今的剖腹产手术造成的母亲死亡率低于从前，你也应该知道，以下并发症会比自然分娩出现的概率高：

◎ 宝宝患哮喘症的概率要高出 2～4 倍

◎ 可能会突发大出血

◎ 膀胱和输尿管可能受伤

◎ 血栓风险增加

◎ 更高的感染风险

如果你想生好几个孩子，也要知道，剖腹产会对后续的怀孕有影响。存在以下风险：

◎ 不孕概率增加

◎ 需要再次剖腹产

◎ 流产

◎ 输卵管妊娠

◎ 胎盘异常

◎ 孕 34 周后死胎

◎ 子宫壁伤口撕裂

重要的是，你要对两种分娩方式做个尽可能客观的风险评估。如果不是出于真正的医学原因，则剖腹产的好处因其风险和弊端的存在就站不住脚了。德国一份公开的研究表明，86% 的女性都低估了剖腹产造成的后果。

宝贝诞生啦!

当完成这一切的时候,感觉是多么的美妙!经历几小时的艰苦奋战,你已经可以把宝贝拥入怀中,热烈地欢迎他了。

连接第一根纽带

第一次的见面也许会让你终生难忘。许多宝宝都是在出生不久后醒来并开始观察这个世界。他跟人有了目光接触,直接的身体接触让他觉得舒适和放松。你的声音宝贝在肚子里时就已经认得,他听着你的心跳,这是他已经听了很长时间的声音。你的味道让他有亲切感。这一系列抚慰性的印象给予他安全感和保障感。你可能会惊讶于内心升起的紧张情绪,这没什么好奇怪的,你期盼了他这么久,并且这么用心地把他带到世上。你的激素会略微亢奋,对宝贝发出的任何信号都很敏感。

如果你是在医院,可以让医护人员继续其他工作之前,给你和伴侣一定的时间跟宝宝相处,享受这充满魅力的时刻。

第一次靠近

如果你想给宝宝哺乳,最好是把他放在你裸露的肌肤上,直到他自己找到乳头。你可以看到他在子宫里训练出来的吮吸能力。所以他很快就开始搜寻你的乳头,这一点也不奇怪。通过在子宫里的吸吮练习,宝贝将手上口水的味道与乳头的味道联系起来。你可以看到,出生后将宝贝放在肚子上不久,他轻轻地抓几把就能够到乳头。这第一次的搜索以及之后成功地找到目标是建立幸福哺乳关系的重要一步。

克服小障碍

并非所有人都可以在生完后马上见到宝宝。有可能你生产时耗了太多心力,或者你做的是剖腹产手术;也有可能你或者宝宝必须接受医学护理。当一切归于平静，你才能跟宝宝共同相处。

请把宝宝放在你裸露的皮肤上，底下只需垫块尿布即可，给他描述你们生活中即将共同面对的一切美好事物。

建立初次连接

连接指的是亲子关系。母亲和孩子、父亲和孩子发展感情和亲子关系的阶段要倾注大量的情感，用爱和关注去浇灌宝宝。对部分父母而言，这种感情在孩子出生后瞬间就释放出来了，另有一些父母是在孩子出生后的几天内慢慢地产生。还有一些人需要更长的时间。关系的建立是非常私人的经历，也需要理智和时间。

雷根斯堡大学心理学团队在1981年的研究对亲子关系的建立提供了支持。他们研究了一下新生儿在刚出生就放到妈妈肚子上待45分钟会有什么效果。能跟妈妈密切待在一起的宝宝在之后接受母乳的程度更高。在12周时，他们更安静，更放松，更少哭喊，与母亲的目光接触更多，持续时间更长，这正是亲密关系的一个标志。

你与宝贝在最初几周建立起来的关系，是他们整个人生最基本的关系连接。他会借此知道，当他感到伤心、害怕、疲倦或生病时，或出于其他原因而需要你的亲近时，你会给他什么样的回应。

具体的连接，这样就可以。如果你在日常照顾中注意以下几点，宝贝会感受到爱和安全感：

尽可能多地抱他——或者用抱婴带，或者借助其他工具。

用包裹、依偎或照顾宝宝的行为进行丰富的身体接触。

多与宝宝目光接触，告诉他你想跟他一起做的所有事情。

宝宝什么时候需要喝奶，第一时间满足他。

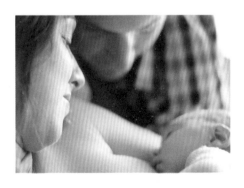

跟宝贝创造丰富的身体接触，跟他对话，让他有安全感。

第一次检查和测试

宝贝刚出生就要进行一系列的检查和测试，这意味着你必须决定，哪些方式是你认可的，哪些是你想放弃的。

自主呼吸

宝贝第一步必须建立自主呼吸。大多数宝贝都表现出色，因为在出生的最后阶段他的胸腔在阴道中被挤在一起，以至于他出生后要吐出肺和嘴巴里的羊水。没有什么能阻碍他的第一次呼吸。转换成自己的呼吸会导致腹中连接脐带的通道关闭，这意味着宝贝从现在起会感到饿了。如果宝贝已经喝到了第一口母乳，就表示他可以送去做常规检查了。

Apgar 测试（即新生儿评分）

宝贝出生后，助产士或儿科医生隔 1 分钟、5 分钟和 10 分钟就会根据 Apgar 表格判断宝贝的整体情况。这一国际通用的评分系统会评估呼吸、心跳、肌肉张力、皮肤血液流通和反应。宝贝可安静地躺在你肚子上接受检查。

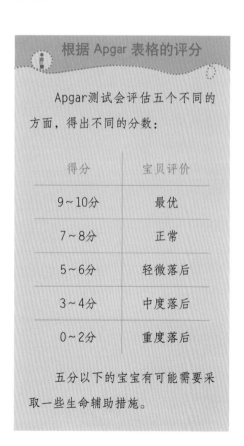

根据 Apgar 表格的评分

Apgar 测试会评估五个不同的方面，得出不同的分数：

得分	宝贝评价
9~10分	最优
7~8分	正常
5~6分	轻微落后
3~4分	中度落后
0~2分	重度落后

五分以下的宝宝有可能需要采取一些生命辅助措施。

如果宝贝在每个方面都获得 2 分，则得到最高分 10 分。第一次评估的结果会记录在产检本及宝宝体检本上，它体现了宝贝刚出生时的活力和朝气指数。

pH 值

医院在你生完宝宝后会从脐带中抽血，以了解它酸碱平衡的状态。在剪脐带后，或者尽可能在胎盘娩出前会从脐带中抽一两次血。如宝贝在生产过程中有过缺氧的压力，则会显示酸度过高以及 pH 值较低。

第一次预防检查

第一次母乳后助产士或医生会给你进行第一次预防检查 U1。宝宝在 64 个月之前，要做 9～10 次检查，可以及早发现疾病或发育迟缓。这次是这些检查中的第一次。助产士、导乐或儿科医生会根据生产地点对宝宝进行 U1 检查。

U1 之后你会知道宝宝出生时多高多重、头围多大，结果也会记录在儿童体检本上，这样就不会忘记了。U1 之后，医生会建议你接下来要做什么

预防，以及一系列的检查。如果医生给出的最重要信息是关于维生素 K 和眼部保健方面，你就必须好好关注这两方面。

维生素 K

为了预防危险的脑出血，医生协会建议开三倍剂量的维生素 K 滴剂。它的作用是使体内血液凝结。尽管大多数宝宝出生时储存的维生素 K 是足够的，但如果肠道细菌不能分泌充分的维生素 K，在生下来的最初几周还是可能出现缺乏。

眼部保健

使用一滴硝酸银溶液或抗生素可以防止出生时眼部感染。这两种方法都不能对所有的病原体有效，且有一定的副作用。硝酸银会刺激眼部，可能导致疼痛。抗生素会刺激有抗体的病菌生成。更好的方法还是在孕期检查一下是否有阴道感染，如有异常，需使用药剂。产褥期时助产士和医生也会检查你是否有感染，然后采取相应的治疗。

其他参考书籍

Eliot, Lise: 里面有什么？宝宝五岁前的脑部发育。柏林出版社

Feenstra, Coks: 双胞胎大百科——怀孕、生产及快乐童年的参考书。贝尔茨出版社

Lothrop, Hannah: 希望突然破灭。格思出版社

Mallmann, Helmut W.: 成为爸爸。给准爸爸和新手爸爸的建议和帮助。Urania 出版社

Nilsson, Lennart und Hamberger, Lars: 一个孩子的诞生。（图册）Mosaik bei Goldmann 出版社

Range-Ditz, Daniela: 产假，父母假，兼职。质量监督局基金会

Röhrbein, Ansgar: 带着欲望和爱成为父亲：塑造你的人生角色。Carl Auer 出版社

Strobel, Komelia: 早产儿需要关爱：父母能为"爱的果实"做些什么。格思出版社

Weigert, Vivian: 我们会生个健康宝宝吗？关于产前诊断那些事。格思出版社

Wolter, Heike: 我的再孕：一本写给有流产或死胎经历的孕妇、伴侣及专业人士的参考书。Reidenburg 版本

以下都是集优出版社的书籍：

Guóth-Gumberger, Márta 和 Hormann, Elizabeth: 哺乳

Höfer, Silvia und Szász, Nora: 助产士健康知识：针对孕期、生产和之后的时间

Höfer, Silvia：宝贝第一年速查手册

Höwer, Ulrike, Hartz, Sabine, Kienzle-Müller, Birgit: 宝贝的平衡：哭得少，睡得好，多运动

Holzgreve, Brigitte: 怀孕 300 问

Kainer, Franz und Nolden, Annette： 怀孕大百科：每周宝典

Laue Birgit: 宝贝护理步步为赢

Schutt, Karin: 我的孕期伙伴

Thielemann-Kapell, Patricia: 孕期瑜伽

Weigert, Vivian und Paky, Franz: 宝贝第一年：宝贝的每月精华

图书在版编目（CIP）数据

孕期速查手册：怀胎十月，你不可不知的那些事 ／（德）
西尔维娅·霍夫著；张千婷译．—北京：北京联合出版公
司，2017.6
　ISBN 978-7-5596-0513-9

Ⅰ.①孕… Ⅱ.①西…②张… Ⅲ.①妊娠期－妇幼保健
－手册 Ⅳ.①R715.3-62

中国版本图书馆CIP数据核字（2017）第132651号

孕期速查手册：怀胎十月，你不可不知的那些事
作　者：（德）西尔维娅·霍夫
译　者：张千婷
选题策划：北京凤凰壹力文化发展有限公司
责任编辑：李　红　徐秀琴
特约编辑：周正朗
封面设计：Metis 灵动视线
版式设计：文明娟

- -

北京联合出版公司出版
（北京市西城区德外大街83号楼9层　　100088）
北京鑫海达印刷有限公司　　新华书店经销
字数140千字　　　710毫米×1000毫米　1/16　　印张11
2017年6月第1版　　2017年6月第1次印刷
ISBN 978-7-5596-0513-9
定价：49.80元

- -

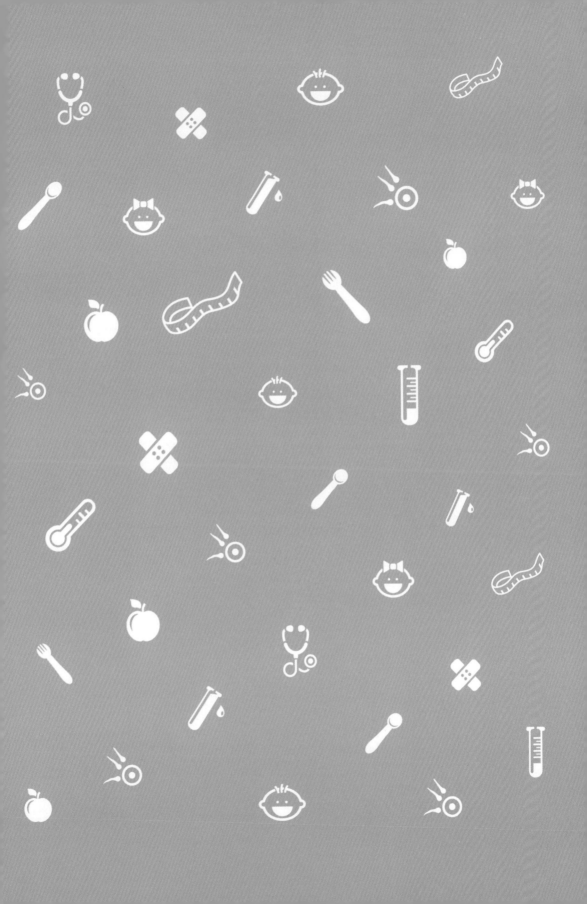

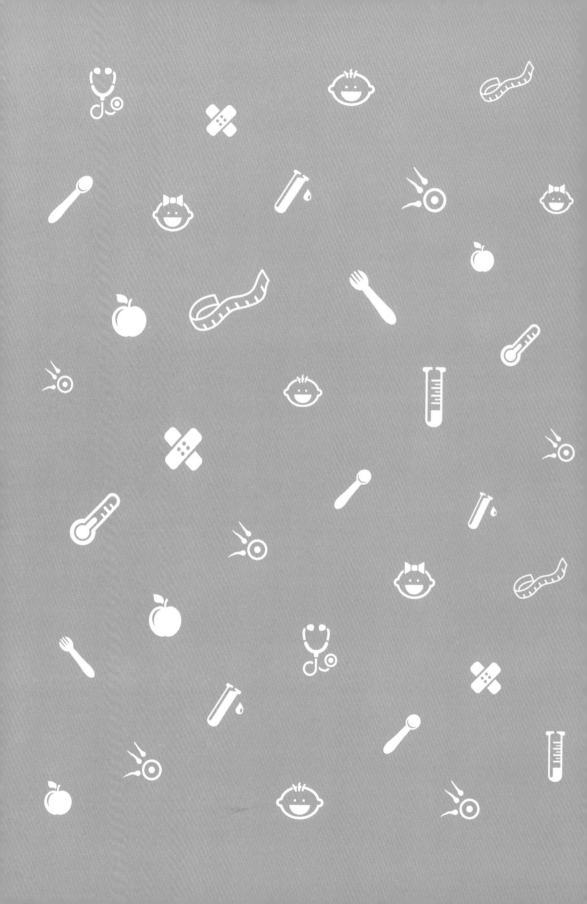